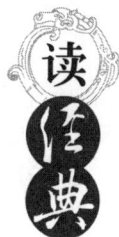

读经典学名方系列

呼吸病名方

● 主编　黎同明

编委　（按姓氏笔画排序）

邓敏贞　何金莲　秦劭晨

高日阳

中国医药科技出版社

内 容 提 要

本书是"读经典学名方系列"之一,以病证名为纲,以方剂为目,择取了历代中医典籍和近现代名医经用有效的呼吸病名方,并详细介绍每首方剂的名称、来源、组成、用法、功效、主治、方解、配伍特点及临床运用。方从法出,法从证出,方证相应,体现了中医辨证论治特色。本书适合临床医务工作者、医学生及患者家属参考使用。

图书在版编目(CIP)数据

呼吸病名方/黎同明主编 . —北京:中国医药科技出版社,2013.9(2024.8重印).

(读经典学名方系列)

ISBN 978 - 7 - 5067 - 6102 - 4

Ⅰ. ①呼… Ⅱ. ①黎… Ⅲ. ①呼吸系统疾病 - 验方 - 汇编 Ⅳ. ①R289.5

中国版本图书馆 CIP 数据核字(2013)第 075795 号

美术编辑 陈君杞
版式设计 郭小平

出版 中国医药科技出版社
地址 北京市海淀区文慧园北路甲 22 号
邮编 100082
电话 发行:010 - 62227427 邮购:010 - 62236938
网址 www.cmstp.com
规格 710×1020mm ¹⁄₁₆
印张 9 ½
字数 125 千字
版次 2013 年 9 月第 1 版
印次 2024 年 8 月第 2 次印刷
印刷 大厂回族自治县彩虹印刷有限公司
经销 全国各地新华书店
书号 ISBN 978 - 7 - 5067 - 6102 - 4
定价 19.00 元

本社图书如存在印装质量问题请与本社联系调换

《读经典学名方系列》

总编委会

出版者的话

中华医学源远流长，博大精深，是中华民族优秀传统文化的代表，是国家非物质文化遗产保护的重要内容，但随着全球经济一体化的推进，中华传统医药面临着边缘化的危险，中医药的保护、传承和发展工作迫在眉睫，应当引起我们的关注和重视。

方剂是中医重要的治疗手段，亦是中医文化的基础和核心内容之一。中医经方的产生可以追溯到商代的初期，由西汉刘向等整理并著录于《汉书艺文志》的《汤液经法》相传为伊尹所作，东汉张仲景在此基础上作《伤寒杂病论》，之后《千金要方》、《外台秘要方》、《太平圣惠方》等世代传承，人们创制总结出了大量的临床经用有效的方剂。这些方剂，经过历代学者们不断地充实和发展，已成为中医学中取之不尽的宝库，有效地指导着人们的临床。尤其是许多经典方剂，更以其科学的组方、合理的配伍、可靠的疗效而经久不衰，至今仍被作为指导临床组方的基础和处方的依据。本丛书收集的名方，即是中医经方的延续，有着重要的实用价值。我们从这些方剂中，筛选出临证各科名方，这些医方出自历代著名医家和经典医籍，同时广泛用于古今中医的临床实践中，具有较高的历史文化价值和很强的实用性。

本丛书以现代临床常见病为依据，本着符合现实、方便查阅的原则，参考现代中医学、西医学对疾病的命名和分类进行分册，分为呼吸病名方、养生名方、心系病名方、脾胃病名方、肝胆病名方、肾病名方、脑病名方、糖尿病名方、风湿病名方、妇科病名方、男科病名方、儿科病名方共12个分册，供不同专业的医务工作者及广大中医爱好者阅读和研究使用。

需要说明的是，中医讲究同病异治、异病同治的辨证论治原则，一方常常可以多用，在每一个方剂的【临床应用】部分，大部分都有提示和说明。希望读者在阅读本书和临床实践应用时，能够根据情况充分理解方剂的用法，达到灵活运用的目的。

先将本丛书的编辑特点和编写体例作统一说明：

1. 选方以古方为主，现代方为辅。从古籍中选取的方剂占60%～70%，从现代文献中选取的方剂占30%~40%。近现代名方主要选择一些已经公开的传统老字号配方、民国时期的名老中医和国家级名老中医的验方。

2. 对方剂的介绍较为完整。介绍了每首方的名称、来源、组成、功效、主治、方解、临床应用等知识，有利于全面把握每首医方的特征。

3. 突出方剂的临床实用性。在每首方的临床应用部分，归纳出用方要点，及历代医家应用该方的经验，可以使读者在学习的基础上能尽快将该方运用于临床。

4. 同一病证下的方剂排序，主要依所出文献的年代顺序排列。现代方剂排序也是主要按照作者所处年代排序。

本丛书执行总主编高日阳教授和中国医药科技出版社范志霞主任一起负责丛书的设计规划和组织工作，并负责丛书资料补充和统稿定稿工作。分册主编承担各分册的组织落实工作，并负责分册的资料收集、撰稿和审定稿工作。

我们本着严谨认真的态度编辑本套丛书，但由于水平所限，思虑不周，引证和解释或欠详尽，敬请读者批评指正。

中国医药科技出版社
2013年5月

编写说明

方剂又称处方，是中医理、法、方、药的重要组成部分，是中药临床应用的基本形式，对病人发挥直接的治疗作用。方剂是在辨证审因、确立治法之后，选择适宜的药物，根据组方原则，酌定用量、用法，妥善配伍而成的处方。掌握方剂的功效、主治及临床用方技能，对提高中医临床诊疗水平有重要作用。

呼吸系统疾病是一种常见病、多发病，主要病变在气管、支气管、肺部及胸腔，病变轻者多咳嗽、胸痛、呼吸受影响，重者呼吸困难、缺氧，甚至呼吸衰竭而致死。在城市的死亡率占第3位，而在农村则占首位。更应重视的是，由于大气污染、吸烟、人口老龄化及其他因素，使国内外的慢性阻塞性肺病（简称慢阻肺，包括慢性支气管炎、肺气肿、肺心病）、支气管哮喘、肺癌、肺部弥散性间质纤维化，以及肺部感染等疾病的发病率、死亡率有增无减。

中医治疗呼吸系统疾病有悠久的历史，历代医家对其病因病机进行了多种阐释，并根据辨证论治的结果，选用相应的方药进行治疗，取得了较好的效果。中医认为，呼吸系统疾病的病变脏腑主要在肺，其基本病机是"肺失宣肃"。多由外感邪气伤及肺脏，或久病内伤，肺气受损，日久可累及心、肾等脏腑组织。

呼吸系统疾病的用药范围较广，其中最常用的是止咳类、化痰类方药，对于久病的疾病，则多用扶正补虚类方药。呼吸系统疾病的中医治疗有自身的特色和优势：强调整体性、个体化以及调平原则。中药、方剂治疗的呼吸系统优势病种主要有：各种咳嗽（包括感冒后咳嗽、急慢性支气管炎等）、各种感冒、病毒性感染；慢性阻塞性肺疾病的稳定期（缓解期）；支气管哮喘；肺间质纤维化；支气管扩张症等。

呼吸系统疾病的中医治疗多以方剂的形式进行，它不仅体现了不同病证的特殊性，也体现了不同时代医家的学术思想特点。但是治疗呼吸系统疾病的方剂不是将某些功能相似的药物堆砌相加，也不是简单的对号入座，把不同功效药物混合一起，而是根据临床辨证审因的结果进行遣方用药。然而，方剂是针对具体病证而设的，病人的体质状况、年龄、所处环境及病情变化有差异，因此，方剂在临床运用时不可囿于成方，应当通过灵活变化来适应具体病情的需要。可以通过药味加减的变化、药量增减的变化、剂型变化以适应临床症状变化。只有掌握这些，才能制裁随心，圆机活法，从而达到预期的治疗目的。

　　本书编写体现以下几个特色：一是以方为中心，介绍每首方的名称、来源、组成、功效、主治、方解、临床运用等知识，保持方剂内容的完整性，有利于全面把握每首方的特征；二是突出方剂的临床适用性，在每首方的临床运用部分，归纳出用方要点，及历代医家运用该方的经验，可以使读者在学习的基础上能尽快将该方运用于临床；三是以证为纲，使整个方剂的分类更加合理、科学，方从法出，法从证出，方证相应，以证为纲，体现了中医辨证论治特色。

　　本书的编写目的是为了更好继承历代医家留给我们治疗呼吸系统疾病的宝贵经验，提高广大医务工作者中医治疗呼吸系统疾病的水平。适合临床医务工作者、医学生及患者本人参考使用。

编　者

2013 年 5 月

目 录

第一章 咳 嗽

二陈汤（《太平惠民和剂局方》） ………………………… 2

三子养亲汤（《杂病广要》） …………………………… 3

大补阴丸（《丹溪心法》） ……………………………… 3

六君子汤（《医学正传》） ……………………………… 4

止嗽散（《医学心悟》） ………………………………… 5

丹青饮（《医醇剩义》） ………………………………… 6

消风宁嗽散（《嵩崖尊生》） …………………………… 7

百合固金汤（《慎斋遗书》） …………………………… 7

百部煎（《医学正传》） ………………………………… 8

沙参麦冬汤（《杂病广要》） …………………………… 9

杏苏散（《温病条辨》） ………………………………… 9

泻白散（《小儿药证直诀》） …………………………… 10

苓桂术甘汤（《金匮要略》） …………………………… 11

真武汤（《伤寒论》） …………………………………… 12

桑菊饮（《温病条辨》） ………………………………… 12

桑杏汤（《温病条辨》） ………………………………… 13

麻杏石甘汤（《伤寒论》） ……………………………… 14

清金化痰汤（《医学统旨》） …………………………… 15

黛蛤散（《丸散膏丹集成》） …………………………… 16

第二章 哮 证

小青龙汤（《伤寒论》） ………………………………… 17

冷哮丸（《证治宝鉴》） ……………………………… 19

河车固本丸（《古今名方》） …………………………… 19

参苏温肺汤（《医学发明》） …………………………… 20

泻肺丸（《金匮要略》） ………………………………… 20

定喘汤（《摄生众妙方》） ……………………………… 21

半夏厚朴汤（《金匮要略》） …………………………… 22

射干麻黄汤（《金匮要略》） …………………………… 23

清金丹（《医学纲目》） ………………………………… 24

清金化痰汤（《医学统旨》） …………………………… 24

控涎丹（《证治汇补》） ………………………………… 25

紫金丹（《普济本事方》） ……………………………… 26

第三章 喘 证

二陈汤（《太平惠民和剂局方》） ……………………… 28

七味都气丸（《张氏医通》） …………………………… 29

三子养亲汤（《杂病广要》） …………………………… 29

小青龙汤（《伤寒论》） ………………………………… 30

大青龙汤（《伤寒论》） ………………………………… 31

六君子汤（《医学正传》） ……………………………… 32

五磨饮子（《医方考》） ………………………………… 33

射干麻黄汤（《金匮要略》） …………………………… 34

定喘汤（《摄生众妙方》） ……………………………… 35

参苏饮（《太平惠民和剂局方》） ……………………… 36

泻白散（《小儿药证直诀》） …………………………… 37

金匮肾气丸（《金匮要略》） …………………………… 38

河车大造丸（《景岳全书》） …………………………… 39

桑菊饮（《温病条辨》） ………………………………… 39

桑杏汤（《温病条辨》） ………………………………… 40

真武汤（《伤寒论》） …………………………………… 41

桂枝加厚朴杏子汤（《伤寒论》） ……………………… 42

麻黄汤（《伤寒论》）　…………………………………………… 42

麻杏石甘汤（《伤寒论》）　……………………………………… 44

葶苈大枣泻肺汤（《金匮要略》）　……………………………… 45

越婢加半夏汤（《金匮要略》）　………………………………… 45

黛蛤散（《丸散膏丹集成》）　…………………………………… 46

三拗汤（《太平惠民和剂局方》）　……………………………… 47

清燥救肺汤（《医门法律》）　…………………………………… 47

苏子降气汤（《太平惠民和剂局方》）　………………………… 48

第四章　肺　痨

月华丸（《医学心悟》）　………………………………………… 50

补天大造丸（《医学心悟》）　…………………………………… 51

地仙散（《奇效良方》）　………………………………………… 52

百合固金汤（《慎斋遗书》）　…………………………………… 52

保真汤（《十药神书》）　………………………………………… 53

调元百补膏（《寿世保元》）　…………………………………… 54

秦艽鳖甲散（《卫生宝鉴》）　…………………………………… 55

清金甘橘汤（《理虚元鉴》）　…………………………………… 55

紫河车丹（《紫庭方》）　………………………………………… 56

新定拯阴理劳汤（《医宗必读》）　……………………………… 57

加味百花膏（《医方集解》）　…………………………………… 57

第五章　肺　痿

二母散（《景岳全书》）　………………………………………… 59

生姜甘草汤（《千金方》）　……………………………………… 60

甘草汤（《伤寒论》）　…………………………………………… 60

甘草干姜汤（《伤寒论》）　……………………………………… 61

白虎汤（《伤寒论》）　…………………………………………… 62

白虎加人参汤（《伤寒论》）　…………………………………… 63

安肺汤（《济阳纲目》） ……………………………… 63

麦门冬汤（《金匮要略》） …………………………… 64

炙甘草汤（《伤寒论》） ……………………………… 65

清燥救肺汤（《医门法律》） ………………………… 66

清骨散（《证治准绳》） ……………………………… 67

清金益气汤（《医学衷中参西录》） ………………… 68

紫菀散（《医心方》） ………………………………… 68

薏苡仁散（《保命歌括》） …………………………… 69

金水六君煎（《景岳全书》） ………………………… 69

黄连阿胶汤（《伤寒论》） …………………………… 70

百合固金汤（《慎斋遗书》） ………………………… 71

竹叶石膏汤（《伤寒论》） …………………………… 72

第六章 肺 痈

加味桔梗汤（《医学心悟》） ………………………… 73

如金解毒散（《痈疽神秘验方》） …………………… 74

血府逐瘀汤（《医林改错》） ………………………… 74

苇茎汤（《古今录验方》） …………………………… 75

沙参清肺汤（《家庭治病新书》） …………………… 76

补肺汤（《备急千金要方》） ………………………… 77

复方鱼桔汤（景华方） ……………………………… 77

肺痈汤（《脉症正宗》） ……………………………… 78

桑白皮汤（《医林》） ………………………………… 79

桔梗汤（《伤寒论》） ………………………………… 79

黄昏汤（《备急千金要方》） ………………………… 80

银翘散（《温病条辨》） ……………………………… 80

葶苈大枣泻肺汤（《金匮要略》） …………………… 82

犀黄丸（《外科全生集》） …………………………… 82

苇茎芩草汤（《金匮要略》） ………………………… 83

第七章　悬　饮

十枣汤（《伤寒论》） ………………………………………… 85

七味都气丸（《医宗己任编》） ……………………………… 87

中军侯黑丸（《备急千金要方》） …………………………… 88

甘遂通结汤（《中西医结合治疗急腹症》） ………………… 89

参苓白术散（《太平惠民和剂局方》） ……………………… 89

宣清化饮汤（关强生验方） ………………………………… 91

柴枳半夏汤（《医学入门》） ………………………………… 91

清热利水方（姜春华验方） ………………………………… 92

葶苈三仁汤（《温病条辨》） ………………………………… 93

葶苈大枣泻肺汤（《金匮要略》） …………………………… 93

膈下逐瘀汤（《医林改错》） ………………………………… 94

第八章　鼻　渊

苍耳子散（《济生方》） ……………………………………… 96

辛夷散（《医方集解》） ……………………………………… 97

丽泽通气汤（《兰室秘藏》） ………………………………… 98

奇授藿香汤（《医宗金鉴》） ………………………………… 99

取渊汤（《辨证录》） ………………………………………… 100

星夏汤（《杂病源流犀烛》） ………………………………… 100

桔葛苍耳煎（孙固验方） …………………………………… 101

清肝透顶汤（《医醇剩义》） ………………………………… 101

清鼻补漏汤（胡源民验方） ………………………………… 102

温肺止流丹（《辨证录》） …………………………………… 102

鹅不食草苍耳浸膏（《辨证录》） …………………………… 103

第九章　鼻　窒

苍耳子散（《济生方》） ……………………………………… 105

鼻炎散（穆氏祖传秘方） …………………………………… 106

第十章 乳 蛾

三黄凉膈散（《喉科紫珍集》） ………………………… 108

六味汤（《喉科指掌》） ………………………………… 109

升阳散火汤（《脾胃论》） ……………………………… 110

玄麦甘桔汤（《金匮要略》） …………………………… 112

金灯山根汤（《中医痛证诊疗大全》） ………………… 113

养阴清肺汤（《重楼玉钥》） …………………………… 113

贴喉异功散（《北京市中药成方选集》） ……………… 114

柴桂消蛾汤（《刘雪堂验案》） ………………………… 115

疏风清热饮（言庚孚验方） …………………………… 116

第十一章 喉 痹

半夏散及汤（《伤寒杂病论》） ………………………… 118

甘桔汤（《伤寒论》） …………………………………… 119

吹喉散（《普济方》） …………………………………… 120

苦酒汤（《伤寒杂病论》） ……………………………… 121

金果饮（《中国药典》） ………………………………… 122

桔梗汤（《伤寒论》） …………………………………… 123

猪肤汤（《伤寒论》） …………………………………… 124

银翘散（《温病条辨》） ………………………………… 125

麝香散（《医学心悟》） ………………………………… 126

疏风清热饮（言庚孚验方） …………………………… 126

第十二章 喉 喑

三拗汤（《太平惠民和剂局方》） ……………………… 129

加味天龙饮（《千金翼方》） …………………………… 129

麻黄附子细辛汤（《伤寒论》） ………………………… 130

方剂索引 ………………………………………………… 133

第一章　咳　　嗽

一、定义

咳嗽是肺系疾患的一个主要症状，多由六淫外邪侵袭肺系，或脏腑功能失调，内伤及肺，肺气不清，失于宣肃而上逆所成，以咳嗽或咯吐痰液为主要表现。

二、临床表现

外感咳嗽，起病急，病程短，常伴恶寒发热等表证；内伤咳嗽多为久病，常反复发作，病程较长，常伴其他脏腑失调症状。

三、中医分型

1. 外感咳嗽

风寒证：疏风散寒，宣通肺气。

风热证：疏风清热，宣肺止咳。

温燥证：清肺润燥，疏风清热。

凉燥证：疏散风寒，润肺止咳。

火热证：清肺泻火。

2. 内伤咳嗽

痰湿证：健脾燥湿，理气化痰。

痰热证：清热肃肺，豁痰止咳。

肝火证：清肝泻肺。

阴虚证：养阴清肺，宁嗽止咳。

气虚证：补益肺气，化痰宁嗽。

阳虚证：温阳散寒，化气行水。

二陈汤

【来源】《太平惠民和剂局方》

【组成】半夏 15 克　橘红 15 克　白茯苓 9 克　炙甘草 4.5 克

【用法】上药㕮咀，每服四钱，用水一盏，生姜七片，乌梅一个，同煎六分，去滓，热服，不拘时候（现代用法：加生姜 7 片，乌梅 1 个，水煎温服）。

【功用】燥湿化痰，理气和中。

【主治】湿痰证。症见咳嗽痰多，色白易咯，恶心呕吐，胸膈痞闷，肢体困重，或头眩心悸，舌苔白滑或腻，脉滑。

【方解】方中半夏辛温性燥，善能燥湿化痰，且又和胃降逆，为君药。橘红为臣药，既理气行滞，又燥湿化痰。佐以茯苓健脾渗湿，渗湿以助化痰之力，健脾以杜生痰之源。煎加生姜，既能制半夏之毒，又能协助半夏化痰降逆，和胃止呕，复用少量乌梅，收敛肺气，与半夏、橘红相配伍，散中有收，防其燥散伤正，均为佐药。以甘草为佐使药，健脾和中，调和诸药。本方结构严谨，散收相合，标本兼顾，燥湿理气祛已生之痰，健脾渗湿杜生痰之源，共奏燥湿化痰，理气和中之功。

【临床运用】

1. 用方要点

咳嗽，呕恶，痰多色白易咯，舌苔白腻，脉滑。

2. 随症加减

治湿痰，可加苍术、厚朴以增强燥湿化痰之力；治热痰，加胆星、瓜蒌以清热化痰；治寒痰，可加干姜、细辛温化寒痰；治风痰眩晕，加天麻、僵蚕以化痰熄风；治食痰，加莱菔子、麦芽以消食化痰。

3. 使用注意

因本方性燥，故燥痰者慎用，吐血、消渴、阴虚、血虚者忌用本方。

4. 现代应用

本方常用于慢性支气管炎、慢性胃炎、梅尼埃病、神经性呕吐等属湿痰者。

三子养亲汤

【来源】《杂病广要》

【组成】 紫苏子9克　白芥子9克　莱菔子9克

【用法】 上三味，各洗净，微炒，击碎，看何证多，则以所主者为君，余次之，或等份，每剂不过9克（三钱），用生绢小袋盛之，煮作汤饮，代茶啜用，不宜煎熬太过。

【功用】 温肺化痰，降气消食。

【主治】 痰壅气逆食滞证。症见咳嗽喘逆，痰多胸痞，食少难消，舌苔白腻，脉滑。

【方解】 方中选用白芥子温肺利气，快膈消痰；紫苏子降气行痰，使气降而痰不逆；莱菔子消食导滞，使气行则痰行。"三子"均系行气消痰之品，根据"以消为补"的原则，合而为用，各逞其长，可使痰消气顺，喘嗽自平。其中白芥子长于化痰，苏子长于降气，莱菔子长于消食，临证当视痰壅、气逆、食滞三者孰重孰轻而定何药为君，余为臣佐。

【临床运用】

1. 用方要点

咳嗽痰多，食少胸痞，舌苔白腻，脉滑。

2. 随症加减

大便素实者，临服加熟蜜少许；若冬寒，加生姜三片。

3. 使用注意

（1）本方终属治标之剂，绝非治本之图，服后一待病情缓解，即当标本兼治。

（2）气虚者不宜单独使用。

4. 现代应用

本方常用于顽固性咳嗽、慢性支气管炎、支气管哮喘、肺心病等痰壅气逆食滞者。

大补阴丸

【来源】《丹溪心法》

【组成】熟地黄120克　知母（盐炒）80克　黄柏（盐炒）80克　龟甲（制）120克　猪脊髓160克

【用法】口服，一次6克，一日2~3次。

【功用】滋阴降火。

【主治】阴虚火旺证。症见潮热盗汗，咳嗽咯血，耳鸣遗精。

【方解】方中熟地益髓填精；龟板为血肉有情之品，擅补精血，又可潜阳，二药重用，意在大补真阴，壮水制火以培其本，共为君药。黄柏，知母清热泻火，滋阴凉金，相须为用，泻火保阴以知其标，并助君药滋润之功，同为臣药。再以猪脊髓，蜂蜜为丸，取其血肉甘润之质，助君药滋补精髓，兼制黄柏之苦燥，用为佐药。诸药合用，使水充而亢阳有制，火降则阴液渐复，共收滋阴填精，清热降火之功。

【临床运用】

1. 用方要点

潮热盗汗，咳嗽咯血，耳鸣遗精，舌红少苔，尺脉数而有力。

2. 现代应用

研究发现，大补阴丸能够降低血糖，对血糖降低有保护作用，对体液免疫和细胞免疫功能均有一定的增强作用。现代主要用于治疗肺结核，肾结核，甲状腺功能亢进，糖尿病等属阴虚火旺之证。

六君子汤

【来源】《医学正传》

【组成】人参9克　白术9克　茯苓9克　炙甘草6克　陈皮3克　半夏4.5克

【用法】上为细末，作一服，加大枣二枚，生姜三片，新汲水煎服。

【功用】益气健脾，燥湿化痰。

【主治】脾胃气虚兼痰湿证。食少便溏，胸脘痞闷，呕逆等。

【方解】本方治证以脾虚为本，痰阻为标，故方中以四君子（人参、白术、茯苓、甘草）益气补虚，健脾助运以复脾虚之本，杜生痰之源，且重用白术，较之原方四药等量则健脾助运，燥湿化痰之力益胜。半夏辛温而燥，为化湿痰之要药，并善降逆以和胃止呕；陈皮为辛温苦燥之品，既可调理气机以除胸脘之痞，又能和胃止呕以降胃气之逆，还能燥湿化痰以消湿聚之痰，其行气之功亦有助于化痰，所谓"气顺则痰消"是也。二药合用，燥湿化痰。和胃降逆之功相得益彰，故相须以除痰阻之标。煎煮时加少量生姜、大枣，协四君可助益脾，伍夏、陈而和胃。综观本方实乃四君子汤与二陈汤相合而成，二方并施，意在甘温益气而不碍邪，行气化滞而不伤正，使脾气充而运化复健，湿浊去而痰滞渐消。本方配伍特点：以益气健脾之品配伍燥湿化痰之药，补泻兼施，标本兼治。且甘温补脾，助运化之功，可杜生痰之源；燥湿化痰，除中焦之湿，又能助脾运之复，二者相辅相成，共奏益气健脾，燥湿化痰之功。

【临床运用】

1. 用方要点

食少便溏，胸脘痞闷，咳嗽痰多色白，舌淡苔白腻，脉虚。

2. 随症加减

气虚较甚者，重用人参、白术；痰多壅盛者，重用半夏、陈皮；畏寒怕冷者，加炮姜、附子以温中祛寒；痰多清稀者，加干姜、细辛以温肺化饮。

3. 使用注意

本方较温燥，真阴亏损者忌用。

4. 现代应用

本方现代常用于治疗胃及十二指肠球部溃疡，以及慢性肠胃炎，顽固性咳嗽，妊娠呕吐等辨证属脾胃气虚夹痰湿证者。

止嗽散

【来源】《医学心悟》

【组成】 桔梗 4.5 克　甘草（炙）1.5 克　白前 4.5 克　橘红 3 克　百部 4.5 克　紫菀 4.5 克。

【用法】 共研细末，每服 9 克，食后，临卧时开水调服，初感风寒者，用生姜汤调下。

【功用】 宣肺疏风，止咳化痰。

【主治】 外感咳嗽，症见咳而咽痒，咯痰不爽，或微有恶风发热，舌苔薄白，脉浮缓。

【方解】 方中桔梗苦辛微温，能宣通肺气，泻火散寒，治痰壅喘促，鼻塞咽痛。荆芥辛苦而温，芳香而散，散风湿，清头目，利咽喉，善治伤风头痛咳嗽。紫菀辛温润肺，苦温下气，补虚调中，消痰止渴，治寒热结气，咳逆上气。百部甘苦微温，能润肺，治肺热咳呛。白前辛甘微寒，长于下痰止嗽，治肺气盛实之咳嗽。陈皮调中快膈，导滞消痰。甘草炒用气温，补三焦元气而散表寒。

【临床运用】

1．用方要点

症见咳而咽痒，咯痰不爽，或微有恶风发热，舌苔薄白，脉浮缓。

2．现代应用

本方常用于顽固性咳嗽、慢性支气管炎、支气管哮喘、肺心病等属外感者。

丹青饮

【来源】《医醇剩义》

【组成】 赭石9克　麦冬4.5克（青黛拌）　杭菊6克　石斛9克　潼蒺藜9克　白蒺藜9克　沙参12克　桑叶3克　橘红3克　贝母6克　杏仁9克　旋覆花3克

【用法】 水煎服。

【功用】 平肝降逆，化痰止咳。

【主治】 肝气上逆之喘咳。干咳，痰少，胁痛，易怒头眩，苔白，脉弦滑。

【临床运用】

1．用方要点

干咳，痰少，胁痛，易怒头眩，苔白，脉弦滑。

2．随症加减

便秘加大黄10克；食欲不振加三仙各10克；尿少加海金沙10克；腹胀加槟榔10克；口苦加龙胆草15克；肝脾肿大加鳖甲粉5克冲服；胁痛加青皮10克；呕吐加竹茹5克；黄疸加茵陈10克。

3．现代应用

本方常用于慢性咳嗽、慢性支气管炎、支气管哮喘等属肝气上逆者。

消风宁嗽散

【来源】《嵩崖尊生》

【组成】桔梗 枳壳 半夏 陈皮 前胡 干葛 茯苓各3克 苏叶3.6克 杏仁 桑白皮各3克 甘草1.2克

【用法】加生姜、葱白，水煎服。

【功用】疏风宣肺，化痰止咳。

【主治】感冒风邪之咳嗽。鼻塞咳嗽，或微有恶风发热，舌苔薄白，脉浮缓。

【临床运用】

1. 用方要点

鼻塞咳嗽，舌淡苔白，脉浮缓。

2. 随症加减

冬月加麻黄3克，取汗后，用加味二陈汤1剂。

3. 现代应用

本方常用于慢性咳嗽、慢性支气管炎、支气管哮喘等属风邪犯肺者。

百合固金汤

【来源】《慎斋遗书》

【组成】熟地 生地 归身各9克 白芍6克 甘草3克 桔梗6克 玄参3克 贝母6克 麦冬9克 百合12克

【用法】水煎服。

【功用】滋养肺肾，止咳化痰。

【主治】肺肾阴亏，虚火上炎证。咳痰带血，咽喉燥痛，手足心热，骨蒸盗汗，舌红少苔，脉细数。

【方解】本方证由肺肾阴亏所致。治宜滋养肺肾之阴血，兼以清热化痰止咳，以图标本兼顾。方中百合甘苦微寒，滋阴清热，润肺止咳；生地、熟地并用，滋肾壮水，其中生地兼能凉血止血。三药相伍，为润肺滋肾，金水并补的常用组合，共为君药。麦冬甘寒，协百合以滋阴清热，润肺止咳；玄参咸寒，助二地滋阴壮水，以清虚火，兼利咽喉，共为臣药。当归治咳逆上气，伍白芍以养血和血；贝母清热润肺，化痰止咳，俱为佐药；桔梗宣肺利咽，化痰散结，并载药上行；生甘草清热泻火，调和诸药，共为佐使药。本方配伍特点有二：一为滋肾保肺，金水并调，尤以润肺止咳为主；二为滋养之中兼以凉血止血，宣肺化痰，标本兼顾，但以治本为主。本方以百合润肺为主，服后使阴血渐充、虚火自清、痰化咳止，以达固护肺阴之目的。

【临床运用】

1. 用方要点

咳嗽气喘，咽喉燥痛，舌红少苔，脉细数。

2. 随症加减

若痰多而色黄者，加胆南星、黄芩、瓜蒌皮以清肺化痰；若咳喘甚者，可加杏仁、五味子、款冬花以止咳平喘；若咳血重者，可去桔梗之升提，加白及、白茅根、仙鹤草以止血。

3. 现代应用

本方常用于肺结核、慢性支气管炎、支气管扩张咯血、慢性咽喉炎、自发性气胸等属肺肾阴虚，虚火上炎者。

百部煎

【来源】《医学正传》

【组成】 生百部汁 10 克　生地黄汁 10 克　生姜汁 10 克　生百合汁（如无，以藕汁代）10 克　蜜 10 克　枣 30 克

【用法】 每服 1 匙，温麦门冬熟水半盏化下，空心，日午、临卧各 1 次。

【功用】 滋阴润肺止咳。

【主治】 咳嗽久不已，口干咽燥，舌红少苔，脉细数。

【临床运用】

1. 用方要点

咳嗽久不已，舌红少苔，脉细数。

2. 现代应用

本方常用于肺结核、慢性支气管炎、支气管扩张咯血、慢性咽喉炎等属肺肾阴虚，虚火上炎者。

沙参麦冬汤

【来源】《杂病广要》

【组成】北沙参10克　玉竹10克　麦冬10克　天花粉15克　扁豆10克　桑叶6克　生甘草3克

【用法】用水1升煮取400毫升，日服2次。

【功用】清养肺胃，生津润燥。

【主治】燥伤肺胃阴分，津液亏损，咽干口渴，干咳痰少而黏，或发热，脉细数，舌红少苔者。

【临床运用】

1. 用方要点

用于燥伤肺胃，津液亏损而见口渴咽干或干咳少痰，舌红少苔，脉细数者。

2. 随症加减

久热久咳者，加地骨皮9克。

3. 现代应用

本方常用于慢性咳嗽、慢性支气管炎、支气管哮喘等属于燥伤肺胃，津液亏损者。

杏苏散

【来源】《温病条辨》

【组成】苏叶　橘皮　苦桔梗各6克　杏仁　半夏　茯苓　前胡各9克　甘草3克　生姜3片　大枣3枚

【用法】水煎服。

【功用】轻宣凉燥，化痰止咳。

【主治】外感凉燥，头微痛，恶寒无汗，咳嗽痰稀，鼻塞，苔白脉弦。

【临床运用】

1. 用方要点

恶寒无汗，咳嗽痰稀，鼻塞嗌塞，苔白脉弦。

2. 随症加减

（1）无汗，脉弦甚或紧，加羌活，微透汗。

（2）汗后咳不止，去苏叶、羌活，加苏梗。

（3）兼泄泻腹满者，加苍术、厚朴。

（4）头痛兼眉棱骨痛者，加白芷。

（5）热甚，加黄芩，泄泻腹满者不用。

3. 现代应用

适用于感冒、流行性感冒引起之咳嗽、鼻塞；急慢性支气管炎、支气管扩张、肺气肿之咳嗽，属凉燥痰湿者，对秋燥伤风咳嗽有效。

泻白散

【来源】《小儿药证直诀》

【组成】 地骨皮 桑白皮（炒）各30克 炙甘草3克

【用法】上药锉散。入粳米一撮，水二小盏，煎七分，食前服（现代用法：水煎服）。

【功用】清泻肺热，止咳平喘。

【主治】肺热咳喘证。气喘咳嗽，皮肤蒸热，日晡尤甚，舌红苔黄，脉细数。

【方解】本方治肺有伏火郁热之证。肺主气，宜清肃下降，肺有郁热，则气逆不降而为咳喘；肺合皮毛，外生肌表，肺热则皮肤蒸热，此热不属外感，乃伏热渐伤阴分所致，故热以午后为甚。方用桑白皮泻肺以清郁热为主，辅以地骨皮泻肺中伏火，兼退虚热。炙甘草、粳米养胃和中以扶肺气，共为佐使药。四药合用，共奏泻肺清热，止咳平喘之功。本方之特点，既不是清透肺中实热以治其标，也不是滋阴润肺以治其本，而是清泻肺中伏火以消郁热，对小儿"稚阴"体质具有标本兼顾之功。

【临床运用】

1. 用方要点

咳喘气急，皮肤蒸热，舌红苔黄，脉细数。

2. 随症加减

肺经热重者，加黄芩、知母等以增强清泄肺热之效；燥热咳嗽者，可加瓜蒌皮，川贝母等润肺止咳；阴虚潮热者，加银柴胡、鳖甲滋阴退热；热伤阴津，烦热口渴者，加花粉、芦根清热生津。

3. 使用注意

本方药性平和，尤宜于正气未伤，伏火不甚者。风寒咳嗽或肺虚喘咳者不宜使用。

4. 现代应用

可用于小儿麻疹初期，肺炎或支气管炎等属于肺中伏火郁热者。

苓桂术甘汤

【来源】《金匮要略》

【组成】茯苓12克 桂枝（去皮）9克 白术6克 甘草（炙）6克

【用法】上四味，以水1200毫升，煮取600毫升，去滓，分温三服。（现代用法：水煎服）。

【功用】温阳化饮，健脾利湿。

【主治】中阳不足之痰饮。胸胁支满，目眩心悸，短气而咳，舌苔白滑，脉弦滑或沉紧。

【方解】茯苓，淡渗利水除湿。桂枝，通阳输水走皮毛，从汗而解，平冲逆。白术，健脾土以制痰湿。甘草，甘能补中，调和诸药，用生不用炙，含护津液之义。

【临床运用】

1. 用方要点

胸胁支满，喘咳，目眩心悸，舌苔白滑。

2. 随症加减

咳嗽痰多者，加半夏、陈皮以燥湿化痰；心下痞或腹中有水声者，可加枳实、生姜消痰散水。

3. 使用注意

若饮邪化热，咳痰黏稠者，非本方所宜。

4. 现代应用

本方适用于慢性支气管炎、支气管哮喘、心源性水肿、慢性肾小球肾炎水肿、梅尼埃病、神经官能证等属水饮停于中焦者。

真武汤

【来源】《伤寒论》

【组成】 茯苓9克　芍药9克　白术6克　生姜9克　附子炮去皮，一枚，破八片 9克

【用法】 以水1600毫升，煮取600毫升，去滓，温服，每日三次。

【功用】 温阳利水。

【主治】 主治脾肾阳虚，水气内停证。小便不利，咳喘，四肢沉重疼痛，腹痛下利，或肢体浮肿，苔白不渴，脉沉；太阳病发汗过多，阳虚水泛。汗出不解，其人仍发热，心下悸，头眩，身瞤动，振振欲擗地。

【方解】 本方为治疗脾肾阳虚，水湿泛溢的基础方。本方以附子温肾壮阳，化气利水，为君药；臣以白术燥湿行水；茯苓淡渗利水，白术、茯苓尚有健脾之效；芍药作用有四：一为利小便以行水气，二为柔肝急而止腹痛，三为敛阴舒筋解筋肉瞤动，四可防止附子燥热伤阴；佐以生姜之行水气。诸药合用，共奏温肾健脾，化气利水之效。

【临床运用】

1. 用方要点

小便不利，咳喘，肢体沉重或浮肿，舌质淡胖，苔白脉沉。

2. 随症加减

若水寒射肺而咳，加干姜、细辛温肺化饮，五味子敛肺止咳；阴盛阳衰而下利甚者，去芍药加干姜以温里散寒；水寒犯胃而呕者，加重生姜用量以和胃降逆。

3. 现代应用

本方常用于慢性肾小球肾炎、心源性水肿、甲状腺功能低下、慢性支气管炎、慢性肠炎、肠结核等属于脾肾阳虚，水湿内停者。

桑菊饮

【来源】《温病条辨》

【组成】 桑叶7.5克　菊花3克　杏仁6克　连翘5克　薄荷2.5克　桔梗6克

甘草 2.5 克　芦根 6 克

【用法】水二杯，煮取一杯，日二服。（现代用法：水煎温服）

【功用】疏风清热，宣肺止咳。

【主治】风温初起，表热轻证。但咳，身热不甚，口微渴，脉浮数。

【方解】风温袭肺，肺失清肃，所以气逆而咳。受邪轻浅，所以身热不甚，口微渴。因此，治当辛以散风，凉以清肺为法。本方用桑叶清透肺络之热，菊花清散上焦风热，并作君药。臣以辛凉之薄荷，助桑、菊散上焦风热，桔梗、杏仁，一升一降，解肌肃肺以止咳。连翘清透膈上之热，苇根清热生津止渴，用做佐药。甘草调和诸药，是做使药之用。诸药配合，共奏疏风清热，宣肺止咳之功。本方配伍特点：一以轻清宣散之品，疏散风热以清头目；一以苦辛宣降之品，理气肃肺以止咳嗽。

【临床运用】

1. 用方要点

咳嗽，发热不甚，微渴，脉浮数。

2. 随症加减

二三日不解，气粗似喘，燥在气分者，加石膏、知母，舌绛，暮热甚燥，邪初入营，加元参 6 克，犀角 3 克；在血分者，去薄荷、苇根，加麦冬、细生地、玉竹、丹皮各 6 克；肺热甚，加黄芩；渴者，加花粉。

3. 使用注意

（1）本方为“辛凉轻剂”，故肺热甚者，当予加味后运用，否则病重药轻，药不胜病。

（2）风寒咳嗽不宜使用。

（3）由于方中药物均系轻清之品，故不宜久煎。

4. 现代应用

本方常用于感冒、急性支气管炎、上呼吸道感染、肺炎、急性结膜炎、角膜炎等属于风热犯肺或肝经风热者。

桑杏汤

【来源】《温病条辨》

【组成】桑叶 3 克　杏仁 4.5 克　沙参 6 克　象贝 3 克　香豉 3 克　栀皮 3 克

梨皮 3 克

【用法】水 400 毫升，煮取 200 毫升，顿服之。重者再作服。

【功用】清宣燥热，润肺止咳。

【主治】外感温燥证。症见身不甚热，干咳无痰，咽干口渴，舌红，苔薄白而燥，右脉数大者。

【方解】本方证系温燥外袭，肺津受灼之轻证。方中桑叶轻宣燥热，杏仁宣降肺气，共为君药；豆豉宣透胸中郁热，栀子皮轻，清上焦肺热，同为臣药；沙参、梨皮、象贝生津润肺，止咳化痰，均为佐使药。本方乃辛凉干润之法，轻宣凉润之方，使燥热除而肺津复，则诸症自愈。

【临床运用】

1. 用方要点

身热不甚，干咳无痰或痰少而黏，右脉数大。

2. 现代应用

本方可用于治疗上呼吸道感染、急性支气管炎、支气管扩张咯血、百日咳等，属外感温燥，灼伤肺津的患者。

麻杏石甘汤

【来源】《伤寒论》

【组成】麻黄 9 克　芍药 9 克　细辛 6 克　干姜 6 克　炙甘草 6 克　桂枝 9 克　五味子 6 克　半夏 9 克

【用法】上八味，以水一斗，先煮麻黄，减二升，去上沫，内诸药，煮取三升，去滓，温服一升（现代用法：水煎温服）。

【功用】解表散寒，温肺化饮。

【主治】外寒里饮证。恶寒发热，头身疼痛，无汗喘咳，痰涎清稀而量多，胸痞，或干呕，或痰饮喘咳，不得平卧，或身体疼重，头面四肢浮肿，舌苔白滑，脉浮。

【方解】本方主治外感风寒，寒饮内停之证。方中麻黄、桂枝相须为君药，发汗散寒以解表邪，且麻黄又能宣发肺气而平喘咳，桂枝化气行水以利里饮之化。干姜、细辛为臣药，温肺化饮，兼助麻、桂解表祛邪。然而素有痰饮，脾肺本虚，若纯用辛温发散，恐耗伤肺气，故佐以五味子敛肺止咳、芍药和营养血，二药与辛散之品相配，一散一收，既可增强止咳平喘之功，又可制约诸药辛散温燥太过之弊。半夏燥湿化痰，和胃降逆，亦为佐药。炙甘草兼为佐使之药，既可益气和中，又能调和辛散酸收之品。药虽八味，配伍严谨，散中有收，开中有合，使风寒解，水饮去，宣降复，则诸症自平。

【临床应用】

1. 用方要点

恶寒发热，无汗，喘咳，痰多而稀，苔白滑，脉浮。

2. 随症加减

若外寒证轻者，可去桂枝，麻黄改为炙麻黄；兼有喉中痰鸣，加杏仁、射干、款冬花以化痰降气平喘；若鼻塞，清涕多者，加辛夷、苍耳子以宣通鼻窍。

3. 使用注意

本方多温燥之品，故阴虚干咳无痰或痰热证者，不宜使用。

4. 现代应用

本方常用于支气管炎、支气管哮喘、肺炎、百日咳、肺心病、过敏性鼻炎等属于外寒里饮证者。

清金化痰汤

【来源】《医学统旨》

【组成】 黄芩　山栀子各12克　知母　桑白皮　瓜蒌仁各15克　贝母　麦门冬　橘红　茯苓　桔梗各9克　甘草3克

【用法】 水煎温服。

【功用】 清肺化痰。

【主治】 热痰壅肺，咳嗽，咯痰黄稠，舌质红，苔黄腻，脉濡数。

【方解】 方中橘红理气化痰，使气顺则痰降；茯苓健脾利湿，湿去则痰自消；更以瓜蒌仁、贝母、桔梗清热涤痰，宽胸开结；麦冬、知母养阴清热，润肺止咳；黄芩、栀子、桑白皮清泻肺火，甘草补土而和中。故全方有化痰止咳，清热润肺之功。适用于痰浊不化，蕴而化热之证。

【临床运用】

1. 用方要点

咯痰黄稠，舌质红，苔黄腻，脉濡数。

2. 随症加减

治湿痰，可加苍术、厚朴以增强燥湿化痰之力。

3. 现代应用

现多用于上呼吸道感染，急慢性支气管炎属痰热证者。

黛蛤散

【来源】《丸散膏丹集成》

【组成】青黛　蛤粉用新瓦将蛤粉炒令通红，拌青黛少许

【用法】每服 15 克，米饮下。

【功用】清肝泻火，化痰止咳。

【主治】肝肺火热之痰嗽，眩晕耳鸣，咯痰带血。

【方解】本方主治肝经火盛，木火刑金之咳痰带血证。方中青黛咸寒，功能清肝火，泻肺热，伍以善入肺经之蛤粉，清肺化痰。二者相合，使肝火得降，肺热得清，痰热得化，则妄行之血归经。

【临床应用】

1. 用方要点

肝经火盛之眩晕耳鸣，咯痰带血。

2. 现代应用

本方可用于慢性气管炎、支气管哮喘、肺气肿等属肝肺火盛者。

第二章　哮　证

一、定义

哮症是一种突然发作，以呼吸喘促、喉间哮鸣有声为临床特征的疾病。痰浊内伏，是哮病的宿根，常因感受外邪、饮食不当或情志失调而诱发。

二、临床表现

痰阻气道，肺失肃降，痰气搏击引起的喉中哮鸣有声，呼吸急促困难，甚则喘息不能平卧等，是哮病的基本证候特征。本病呈发作性，发作突然，缓解迅速，一般以傍晚、夜间或清晨为最常见，多在气候变化，由热转寒，及深秋冬春寒冷季节发病率高。发作前或有鼻痒、咽痒、喷嚏、流涕、咳嗽、胸闷等先兆症状。发作时病人突感胸闷窒息，咳嗽，迅即呼吸气促困难，呼气延长，伴有哮鸣，为减轻气喘，病人被迫坐位，双手前撑，张口抬肩，烦躁汗出，甚则面青肢冷。发作可持续数分钟、几小时或更长。由于感受病邪的不同，发作时病人除具上述证候特征外，还可呈现或寒或热的证候。

三、中医分型

1. 发作期

（1）冷哮：宣肺散寒，豁痰平喘。

（2）热哮：宣肺清热，涤痰利气。

2. 缓解期

（1）肺脾气虚：健脾益气，补土生金。

（2）肺肾两虚：肺肾双补。

小青龙汤

【来源】《伤寒论》

【组成】麻黄9克 芍药9克 细辛6克 干姜6克 桂枝9克 五味子6克 半夏9克 炙甘草6克

【用法】上八味，以水一斗，先煮麻黄，减二升，去上沫，内诸药，煮取三升，去滓，温服一升（现代用法：水煎温服）。

【功用】解表散寒，温肺化饮。

【主治】外寒里饮证。症见恶寒发热，头身疼痛，无汗，喘咳，痰涎清稀而量多，胸痞，或干呕，或喘咳，不得平卧，或身体疼重，头面四肢浮肿，舌苔白滑，脉浮。

【方解】本方主治外感风寒，寒饮内停之证。风寒束表，皮毛闭塞，卫阳被遏，营阴郁滞，故见恶寒发热、无汗、身体疼痛。素有水饮之人，一旦感受外邪，每致表寒引动内饮，水寒相搏，内外相引，饮动不居，水寒射肺，肺失宣降，故咳喘痰多而稀；水停心下，阻滞气机，故胸痞；饮动则胃气上逆，故干呕；水饮溢于肌肤，故浮肿身重；舌苔白滑，脉浮为外寒里饮之佐证。治宜解表与化饮配合，一举而表里双解。方中麻黄、桂枝相须为君药，发汗散寒以解表邪，且麻黄又能宣发肺气而平喘咳，桂枝化气行水以利里饮之化。干姜、细辛为臣药，温肺化饮，兼助麻、桂解表祛邪。然而素有痰饮，脾肺本虚，若纯用辛温发散，恐耗伤肺气，故佐以五味子敛肺止咳、芍药和营养血，二药与辛散之品相配，一散一收，既可增强止咳平喘之功，又可制约诸药辛散温燥太过之弊；半夏燥湿化痰，和胃降逆，亦为佐药。炙甘草兼为佐使之药，既可益气和中，又能调和辛散酸收之品。药虽八味，配伍严谨，散中有收，开中有合，使风寒解，水饮去，宣降复，则诸症自平。

【临床运用】

1. 用方要点

恶寒发热、无汗，喘咳，痰多而稀，舌苔白滑，脉浮。

2. 随症加减

若外寒证轻者，可去桂枝，麻黄改用炙麻黄；兼有热象而出现烦躁者，加生石膏、黄芩以清郁热；兼喉中痰鸣，加杏仁、射干、款冬花以化痰降气平喘；若鼻塞，清涕多者，加辛夷、苍耳子以宣通鼻窍；兼水肿者，加茯苓、猪苓以利水消肿。

3. 使用注意

因本方多温燥之品，故阴虚干咳无痰或痰热证者，不宜使用。

4. 现代应用

本方常用于支气管炎、支气管哮喘、肺炎、百日咳、肺心病、过敏性鼻炎、卡他性眼炎、卡他性中耳炎等属于外寒里饮证者。

冷哮丸

【来源】《证治宝鉴》

【组成】麻黄 川乌 细辛 蜀椒 白矾 牙皂 半夏曲 陈胆星 杏仁 甘草各30克 紫菀茸 款冬花各60克

【用法】发时、临卧以生姜汤送服。发止住服，进补药。

【功用】散寒化痰，平喘止哮。

【主治】哮证遇冷即发，属中外皆寒者。

【临床运用】

1. 用方要点

喘咳，痰多有哮鸣音，舌苔薄白，脉滑。

2. 使用注意

气虚少食，及痰中见血，营气受伤者禁用；忌食五辛发物。

3. 现代应用

本方常用于支气管炎、支气管哮喘、肺炎、百日咳等属于中外皆寒者。

河车固本丸

【来源】《古今名方》

【组成】紫河车3个 冬虫夏草100克 蛤蚧3对 胡桃仁150克 人参50克

【用法】依法炮制加工成蜜丸，每日早晚各服10克，服完为一个疗程。

【功用】补肺益肾，纳气平喘。

【主治】肺肾不足之喘哮。症见咳喘乏力，或畏寒肢冷，舌淡，脉虚弱。

【方解】紫河车、冬虫夏草味甘性温，共补肺肾之阳，蛤蚧味咸性平，补肺肾之阴，能填精益气。胡桃仁味甘性温，补肺肾以定喘哮，用人参大补肺脾之气，以全肺脾肾诸虚之需要。

【临床运用】

1. 用方要点

咳喘乏力，或畏寒肢冷，舌淡，脉虚弱。

2. 随症加减

若属脾气虚，兼见咳痰稀白，动则短气，倦怠肢冷，食少便溏，舌淡苔白或白腻，脉细弱者，加白术以健脾补肺；咳或痰黏不易咯出，潮热盗汗，咽干，舌红苔少，脉细数者，加龟胶以滋肾益肺；若属脾肾阳虚，兼见咳喘不能平卧，呼多吸少，形寒肢冷，尿频，脉沉迟或皮浮者，加附子、白术。

参苏温肺汤

【来源】《医学发明》

【组成】人参15克　紫苏叶15克　甘草15克　肉桂12克　五味子12克　木香12克　陈皮18克　白术18克　半夏（姜制）15克　白茯苓（去皮）15克　桑白皮30克

【用法】每服15克，水1盏半，加生姜3片，同煎至8分，去滓，食后温服。

【功用】补肺散寒。

【主治】形寒饮冷，伤肺喘嗽，烦心胸满，气不得通畅，舌淡，脉弱。

【临床运用】

1. 用方要点

喘嗽，烦心胸满，舌淡，脉弱。

2. 现代应用

本方常用于支气管炎、支气管哮喘、肺炎等属于肺中伏寒者。

泻肺丸

【来源】《金匮要略》

【组成】葶苈子9克　大枣4枚

【用法】上药先以水煮枣，后去枣，内葶苈，顿服。

【功用】泻肺行水，下气平喘。

【主治】痰水壅实之咳喘胸满。咳嗽痰喘，喉中有痰声如曳锯状，甚则咳逆上气不得卧，面目浮肿，小便不利，舌胖，苔滑。

【方解】方中葶苈子苦寒沉降，泻肺气而利水，祛痰定喘；大枣甘缓补中，补脾养心，缓和药性；二药合用，以大枣之甘缓，挽葶苈子性急泻肺下降之势，防其泻力太过，共奏泻痰行水，下气平喘之功。主治痰涎壅滞，肺气闭阻，咳嗽痰喘，喉中有痰声如曳锯状，甚则咳逆上气不得卧，面目浮肿，小便不利等病症。

【临床应用】

1. 用方要点

喉中有痰声如曳锯状，甚则咳逆上气不得卧，面目浮肿，小便不利，舌胖，苔滑。

2. 现代应用

本方可用于慢性气管炎、支气管哮喘、肺气肿、肺心病等属痰水壅实者。

定喘汤

【来源】《摄生众妙方》

【组成】白果9克　麻黄9克　款冬花9克　桑白皮9克　苏子6克　甘草3克　杏仁4.5克　黄芩6克　法制半夏9克

【用法】上药用水三盅，煎二盅，作二服。每服一盅，不用姜，不拘时候徐徐服。

【功用】宣肺降气，清热化痰。

【主治】风寒外束，痰热内蕴证。症见哮喘咳嗽，痰多气急，痰稠色黄，微恶风寒，舌苔黄腻，脉滑数。

【方解】本方证因素体多痰，又感风寒，肺气壅闭，不得宣降，郁而化热所致。症见哮喘咳嗽，痰多色黄，质稠不易咯出等。治宜宣降肺气，止咳平喘，清热化痰。方用麻黄宣肺散邪以平喘，白果敛肺定喘而祛痰，共为君药，一散一收，既可加强平喘之功，又可防麻黄耗散肺气。苏子、杏仁、半夏、款冬花降气平喘，止咳祛痰，共为臣药。桑白皮、黄芩清泄肺热，止咳平喘，共为佐药。甘草调和诸药为使药。诸药合用，使肺气宣降，痰热得清，风寒得解，则喘咳痰多诸症自除。

【临床运用】

1. 用方要点

哮喘咳嗽，痰多色黄，微恶风寒，苔黄腻，脉滑数。

2. 随症加减

若无表证者，以宣肺定喘为主，故麻黄可减量应用；痰多难咯者，可酌加瓜蒌、胆南星等以助清热化痰之功；肺热偏重，酌加石膏、鱼腥草以清泄肺热。

3. 使用注意

若新感风寒，虽恶寒发热、无汗而喘，但内无痰热者；或哮喘日久，肺肾阴虚者，皆不宜使用。

4. 现代应用

本方常用于支气管哮喘、慢性支气管炎等属于痰热壅肺者。

半夏厚朴汤

【来源】《金匮要略》

【组成】 半夏130克　厚朴45克　茯苓60克　生姜75克　苏叶30克

【用法】 以水1400毫升，煮取800毫升，分温四服，日三服夜一服。

【功用】 行气散结，降逆化痰。

【主治】 喜、怒、悲、思、忧、恐、惊之气结成痰涎，状如破絮，或如梅核，在咽喉之间，咯不出，咽不下；或中脘痞满，气不舒快，或痰涎壅盛，上气喘急，或因痰饮中结，呕逆恶心。舌苔白润或白腻，脉弦缓或弦滑。

【方解】 方中半夏辛温入肺胃，化痰散结，降逆和胃，为君药。厚朴苦辛性温，下气除满，助半夏散结降逆，为臣药。茯苓甘淡渗湿健脾，以助半夏化痰。生姜辛温散结，和胃止呕，且制半夏之毒。苏叶芳香行气，理肺舒肝，助厚朴行气宽胸、宣通郁结之气，共为佐药。全方辛苦合用，辛以行气散结，苦以燥湿降逆，使郁气得疏，痰涎得化，则痰气郁结之梅核气自除。

【临床运用】

1. 用方要点

咽中如有物阻，吞吐不得，喘咳，胸膈满闷，苔白腻，脉弦滑为辨证要点。

2. 随症加减

若气郁较甚者，可酌加香附、郁金助行气解郁之功；胁肋疼痛者，酌加川楝子、玄胡索以疏肝理气止痛；咽痛者，酌加玄参、桔梗以解毒散结，宣肺利咽。

3. 使用注意

方中多辛温苦燥之品，仅适宜于痰气互结而无热者。若见颧红口苦、舌红少苔属于气郁化火，阴伤津少者，虽具梅核气之特征，亦不宜使用该方。

4. 现代应用

该方常用于癔病、胃神经官能症、慢性咽炎、慢性支气管炎、食道痉挛等属气滞痰阻者。

射干麻黄汤

【来源】《金匮要略》

【组成】射干9克 麻黄9克 生姜6克 细辛6克 紫菀6克 款冬花6克 大枣3枚 半夏9克 五味子3克

【用法】上九味，以水一斗二升，先煮麻黄两沸，去上沫，内诸药，煮取三升，分温三服。

【功用】宣肺祛痰，下气止咳。

【主治】痰饮郁结，气逆喘咳证。症见咳而上气，喉中痰鸣，痰多清稀，胸膈满闷，面色晦滞，微有恶寒发热，舌质淡暗，苔白滑，脉浮紧。

【方解】方中麻黄辛温，轻扬上达，善开宣肺郁，散风寒，疏腠理，透毛窍，为宣肺平喘之要药。细辛辛香走窜，有升浮之性，外可温散风寒，有解热镇痛之功，助麻黄发汗解表，配温经通脉之生姜，促汗而解风寒之邪。射干苦寒泄降，能清肺泄热，降痰平喘，解毒利咽，为咽喉肿痛要药。紫菀苦温润肺益金，专能开泄肺郁，定咳降逆，宣通窒滞，兼疏肺家气血。款冬花味苦主降，顺肺中之气，又清肺中之血，能开郁润肺，化痰止咳，有邪可散，散而不泄，无邪可润，润而不寒。麻黄、细辛、半夏，降逆消痰，温肺化饮于内。五味子之酸，以补不足，令正气自敛。生姜和胃降逆，虚则补其母，大枣之甘，健脾安中，扶助正气，以补后天。全方共奏散寒解表，开痰平喘，温肺化饮，安中扶正之功。

【临床应用】

1. 用方要点

咳而上气，喉中痰鸣，痰多清稀，苔白滑，脉浮。

2. 现代应用

本方可用于慢性气管炎、支气管哮喘、肺气肿、肺心病等属痰饮郁结，气逆而喘咳者。

清金丹

【来源】《医学纲目》

【组成】萝菔子（淘净，蒸令熟，晒干，为末）15 克　猪牙皂角（火烧过，以碗覆地上，作灰末）9 克

【用法】每服 30 粒，慢咽下。一方劫喘，用姜汁炼蜜为丸，如梧桐子大，每服 70 ~ 80 丸，嚼化咽下。

【功用】降气化痰定喘。

【主治】哮嗽，遇厚味即发者。咳而上气，喉中痰鸣，苔白滑，脉弦滑。

【方解】方中萝菔子降气化痰，止咳定喘，尤适用于遇厚味加重之哮喘；猪牙皂角涤痰开窍，散结消肿，治疗顽痰喘咳，咯痰不爽。

【临床运用】

1. 用方要点

咳而上气，喉中痰鸣，苔白滑，脉弦滑。

2. 现代应用

本方可用于慢性气管炎、支气管哮喘、肺心病等属痰凝气逆而喘咳者。

清金化痰汤

【来源】《医学统旨》

【组成】黄芩　山栀子各12克　知母　桑白皮　瓜蒌仁各15克　贝母　麦门冬　橘红　茯苓　桔梗各9克　甘草3克

【用法】水煎服。

【功用】清肺化痰。

【主治】热痰壅肺，咳喘，咯痰黄稠，舌质红，苔黄腻，脉濡数。

【方解】方中橘红理气化痰，使气顺则痰降；茯苓健脾利湿，湿去则痰自消；更以瓜蒌仁、贝母、桔梗清热涤痰，宽胸开结；麦冬、知母养阴清热，润肺止咳；黄芩、栀子、桑白皮清泻肺火，甘草补土而和中。故全方有化痰止咳，清热润肺之功。适用于痰浊不化，蕴而化热之证。

【临床运用】

1. 用方要点

咳喘，咯痰黄稠，舌质红，苔黄腻，脉濡数。

2. 现代应用

现多用于上呼吸道感染，急慢性支气管哮喘属痰热证者。

控涎丹

【来源】《证治汇补》

【组成】甘遂去心　大戟去皮　白芥子等份

【用法】为末糊丸。临卧姜汤服五七丸至十丸。

【功用】攻逐痰饮。

【主治】治人忽患胸背手足腰项筋骨牵引灼痛，走易不定；或漉漉有声，或手足冷痹，气脉不通；此乃痰涎在胸膈上下，舌淡，脉弦滑。

【方解】痰之本，水也湿也，得气与火，则结为痰。大戟能泄脏腑水湿；甘遂能行经隧水湿，直达水气所结之处，以攻决为用；白芥子能散皮里膜外痰气，唯善用者能收奇功也。

【临床运用】

1. 用方要点

一身及两胁走痛　或漉漉有声，或手足冷痹，舌淡，脉弦滑。

2. 随症加减

脚气加槟榔、木瓜、松脂、卷柏；惊痰加朱砂、全蝎；惊气成块加穿山甲、鳖甲、延胡索、蓬术；热痰加盆硝；寒痰加胡椒、丁香、姜、桂枝。

3. 现代应用

本方常用于慢性支气管炎、支气管哮喘等属痰涎壅盛者。

紫金丹

【来源】《普济本事方》

【组成】信砒 4.5 克（研飞如粉）　豆豉（好者）45 克（用水略润，少时，以纸沮干，研成膏）

【用法】上药用豆豉膏子和信砒同杵极匀，丸如麻子大。每服 15 丸或 10 丸，小儿量大小与之，并用腊茶，澄清极冷吞下，临卧时服，以知为度。

【功用】逐寒劫痰，止咳定喘。

【主治】多年肺病，喘急咳嗽，晨夕不得眠者。

【方解】方中信砒辛酸大热，逐寒劫痰；豆豉善能宣通胸中郁气，兼能解信砒之毒。二药合力，劫寒痰，平喘急。但信砒为大毒之品，不宜多服、久服。

【临床运用】

1. 用方要点

咳嗽痰喘，痰鸣气促，晨夕不得眠。

2. 使用注意

信砒，有大毒，须炼得法，庶不伤人。

3. 现代应用

本方常用于慢性支气管炎、支气管哮喘等属于慢性迁移期。

第三章　喘　　证

一、定义

喘即气喘、喘息，以气息迫急为主要临床表现，可见呼吸困难，甚至张口抬肩，鼻翼煽动，不能平卧，严重者致喘脱。作为一个症状，喘可以出现在许多急、慢性疾病过程中，如咳嗽、肺胀、悬饮、哮证等。但喘不仅是肺系病的主要证候之一，也可因其他脏腑病变影响于肺所致，如水肿、鼓胀等。当喘成为这些疾病某一阶段的主证时，即称作喘证。

二、临床表现

发病主要表现为呼吸困难的临床症状。实喘病势急骤，声粗息高，甚则张口抬肩；虚喘病势徐缓，慌张急促，呼多吸少，动则加剧。喘脱则不仅喘逆剧甚，端坐不能平卧，还见烦躁不安、面青唇紫、汗出如珠、肢冷、脉浮大无根，或模糊不清，为肺气欲绝，心肾阳衰危象。

三、中医分型

1. 实喘

风寒束肺：辛温解表，宣肺平喘。

外寒内饮：温肺散寒，解表化饮。

痰湿壅肺：祛痰降逆，宣肺平喘。

风热犯肺：祛风清热宣肺。

燥热伤肺：清金润燥，宣肺平喘。

痰热壅肺：清热化痰，宣肺平喘。

外寒里热：解表清里，化痰平喘。

肺气郁闭：行气开郁，降逆平喘。

2. 虚喘

脾肺两虚：健脾益气，补土生金。

肾阳虚衰：温肾纳气。

肾阴不足：滋阴填精，纳气平喘。

二陈汤

【来源】《太平惠民和剂局方》

【组成】半夏 15 克　橘红 15 克　白茯苓 9 克　炙甘草 4.5 克

【用法】上药哎咀，每服四钱，用水一盏，生姜七片，乌梅一个，同煎六分，去滓，热服，不拘时候（现代用法：加生姜 7 片，乌梅 1 个，水煎温服）。

【功用】燥湿化痰，理气和中。

【主治】湿痰证。症见咳嗽痰多，色白易咯，恶心呕吐，胸膈痞闷，肢体困重，或头眩心悸，舌苔白滑或腻，脉滑。

【方解】方中半夏辛温性燥，善能燥湿化痰，且又和胃降逆，为君药。橘红为臣药，既理气行滞，又燥湿化痰。佐以茯苓健脾渗湿，渗湿以助化痰之力，健脾以杜生痰之源。煎加生姜，既能制半夏之毒，又能协助半夏化痰降逆，和胃止呕，复用少量乌梅，收敛肺气，与半夏、橘红相配伍，散中有收，防其燥散伤正，均为佐药。以甘草为佐使药，健脾和中，调和诸药。本方结构严谨，散收相合，标本兼顾，燥湿理气祛已生之痰，健脾渗湿杜生痰之源，共奏燥湿化痰，理气和中之功。

【临床运用】

1. 用方要点

咳嗽，呕恶，痰多色白易咯，舌苔白腻，脉滑。

2. 随症加减

治湿痰，可加苍术、厚朴以增强燥湿化痰之力；治热痰，加胆星、瓜蒌以清热化痰；治寒痰，可加干姜、细辛温化寒痰；治风痰眩晕，加天麻、僵蚕以化痰熄风；治食痰，加莱菔子、麦芽以消食化痰。

3. 使用注意

因本方性燥，故燥痰者慎用，吐血、消渴、阴虚、血虚者忌用本方。

4. 现代应用

本方常用于慢性支气管炎、慢性胃炎、梅尼埃病、神经性呕吐等属湿痰者。

七味都气丸

【来源】《张氏医通》

【组成】 五味子（制）150克　山茱萸（制）200克　茯苓150克　牡丹皮150克　熟地黄400克　山药200克　泽泻150克

【用法】 以上七味，粉碎成细粉，过筛，混匀。每100克粉末加炼蜜30克与适量的水，泛丸，干燥，即得。口服，一次9克，一日2次。

【功用】 补肾纳气，涩精止遗。

【主治】 肾不纳气之虚喘证。症见呼多吸少，喘促胸闷，久咳咽干气短，遗精盗汗，小便频数。

【方解】 本方为六味地黄丸加五味子。方中重用熟地黄滋阴补肾，填精益髓，为君药。山茱萸补养肝肾，并能涩精，取"肝肾同源"之意；山药补益脾阴，亦能固肾，共为臣药。三药配合，肾肝脾三阴并补，是为"三补"，泽泻利湿而泄肾浊，并能减熟地黄之滋腻；茯苓淡渗利湿，并助山药之健运，与泽泻共泻肾浊，助真阴得复其位，丹皮清泄虚热，并制山茱萸之温涩。三药称为"三泻"，均为佐药。加用一味五味子，加强收敛纳摄之功，用于肾不纳气之虚喘。诸药合用，三补三泻，而又偏于滋肾纳气。

【临床运用】

1. 用方要点

久咳呼多吸少，喘促胸闷，遗精盗汗，小便频数。

2. 使用注意

外感咳嗽、气喘者忌服。

三子养亲汤

【来源】《皆效方》，录自《杂病广要》

【组成】 紫苏子9克　白芥子9克　莱菔子9克

【用法】 上三味，各洗净，微炒，击碎，看何证多，则以所主者为君，余次之，或等份，每剂不过9克（三钱），用生绢小袋盛之，煮作汤饮，代茶啜用，不宜煎熬太过。

【功用】温肺化痰，降气消食。

【主治】痰壅气逆食滞证。症见咳嗽喘逆，痰多胸痞，食少难消，舌苔白腻，脉滑。

【方解】方中选用白芥子温肺利气，快膈消痰；紫苏子降气行痰，使气降而痰不逆；莱菔子消食导滞，使气行则痰行。"三子"均系行气消痰之品，根据"以消为补"的原则，合而为用，各逞其长，可使痰消气顺，喘嗽自平。其中白芥子长于化痰，苏子长于降气，莱菔子长于消食，临证当视痰壅、气逆、食滞三者孰重孰轻而定何药为君，余为臣佐。

【临床运用】

1. 用方要点

咳嗽痰多，食少胸痞，舌苔白腻，脉滑。

2. 随症加减

大便素实者，临服加熟蜜少许；若冬寒，加生姜三片。

3. 使用注意

（1）本方终属治标之剂，绝非治本之图，服后一待病情缓解，即当标本兼治。

（2）气虚者不宜单独使用。

4. 现代应用

本方常用于顽固性咳嗽、慢性支气管炎、支气管哮喘、肺心病等痰壅气逆食滞者。

小青龙汤

【来源】《伤寒论》

【组成】麻黄9克　芍药9克　细辛6克　干姜6克　桂枝9克　五味子6克　半夏9克　炙甘草6克

【用法】上八味，以水一斗，先煮麻黄，减二升，去上沫，内诸药，煮取三升，去滓，温服一升（现代用法：水煎温服）。

【功用】解表散寒，温肺化饮。

【主治】外寒里饮证。症见恶寒发热，头身疼痛，无汗，喘咳，痰涎清稀而量多，胸痞，或干呕，或喘咳，不得平卧，或身体疼重，头面四肢浮肿，舌苔白滑，脉浮。

【方解】本方主治外感风寒，寒饮内停之证。风寒束表，皮毛闭塞，卫阳被遏，营阴郁滞，故见恶寒发热、无汗、身体疼痛。素有水饮之人，一旦感受外邪，每致表寒引动内饮，水寒相搏，内外相引，饮动不居，水寒射肺，肺失宣降，故咳喘痰多而稀；水停心下，阻滞气机，故胸痞；饮动则胃气上逆，故干呕；水饮溢于肌肤，故浮肿身重；舌苔白滑，脉浮为外寒里饮之佐证。治宜解表与化饮配合，一举而表里双解。方中麻黄、桂枝相须为君药，发汗散寒以解表邪，且麻黄又能宣发肺气而平喘咳，桂枝化气行水以利里饮之化。干姜、细辛为臣药，温肺化饮，兼助麻、桂解表祛邪。然而素有痰饮，脾肺本虚，若纯用辛温发散，恐耗伤肺气，故佐以五味子敛肺止咳、芍药和营养血，二药与辛散之品相配，一散一收，既可增强止咳平喘之功，又可制约诸药辛散温燥太过之弊；半夏燥湿化痰，和胃降逆，亦为佐药。炙甘草兼为佐使之药，既可益气和中，又能调和辛散酸收之品。药虽八味，配伍严谨，散中有收，开中有合，使风寒解，水饮去，宣降复，则诸症自平。

【临床运用】

1. 用方要点

恶寒发热、无汗，喘咳，痰多而稀，舌苔白滑，脉浮。

2. 随症加减

若外寒证轻者，可去桂枝，麻黄改用炙麻黄；兼有热象而出现烦躁者，加生石膏、黄芩以清郁热；兼喉中痰鸣，加杏仁、射干、款冬花以化痰降气平喘；若鼻塞，清涕多者，加辛夷、苍耳子以宣通鼻窍；兼水肿者，加茯苓、猪苓以利水消肿。

3. 使用注意

因本方多温燥之品，故阴虚干咳无痰或痰热证者，不宜使用。

4. 现代应用

本方常用于支气管炎、支气管哮喘、肺炎、百日咳、肺心病、过敏性鼻炎、卡他性眼炎、卡他性中耳炎等属于外寒里饮证者。

大青龙汤

【来源】《伤寒论》

【组成】麻黄_{去节}12克　桂枝6克　炙甘草6克　杏仁_{去皮、尖}6克　生姜_切9克　大枣_擘10枚　石膏_{如鸡子大，碎}20克

【用法】上七味，以水900毫升，先煮麻黄，减200毫升，去上沫，纳诸药，煮取300毫升，去滓，温服100毫升。取微似汗。汗出多者，温粉扑之，一服汗者，停后服。若复服，汗多亡阳，恶风烦躁，不得眠。

【功用】发汗解表，清热除烦。

【主治】外感风寒，兼有里热证。症见恶寒发热，身疼痛，无汗烦躁，脉浮紧。亦治溢饮，见上述症状而兼喘咳面浮者。

【方解】风寒束表，卫阳被遏则恶寒发热；腠理闭塞则无汗；寒客经络则头身疼痛；热伤津则口渴；热扰胸中则烦，烦甚则燥。治当发汗解表，兼清里热。方中用麻黄、桂枝、生姜辛温发汗以散风寒，能使内热随汗而泄。甘草、生姜、大枣甘温补脾胃、益阴血，以补热伤之津；无津不能作汗，又可以充汗源。石膏甘寒清解里热，与麻黄配伍能透达郁热。杏仁配麻黄，一收一散，宣降肺气利于达邪外出。诸药配伍，一是寒热并用，表里同治，二是发中寓补，汗出有源，祛邪而不伤正。

【临床运用】

1. 用方要点

恶寒发热，头身疼痛，无汗，烦躁，口渴，脉浮紧。

2. 随症加减

里热明显者，增加石膏用量，配以天花粉。

3. 使用注意

本方发汗作用强烈。体质较好者，用之无妨；体质较弱者，应当慎用；若脉搏微弱，出汗容易受凉者，绝对不可使用。临床应用中，患者一出汗即停药，不可过量服用，否则，会因出汗过多而伤身。

4. 现代应用

本方可用于流感、高热、小儿夏季外感高热、隐疹、急性肾炎等属于外感风寒，兼有里热证者。

六君子汤

【来源】《医学正传》

【组成】 人参9克 白术9克 茯苓9克 炙甘草6克 陈皮3克 半夏4.5克

【用法】 上为细末，作一服，加大枣二枚，生姜三片，新汲水煎服。

【功用】 益气健脾，燥湿化痰。

【主治】 脾胃气虚兼痰湿证。食少便溏，胸脘痞闷，咳嗽痰多色白，呕逆等。

【方解】 本方治证以脾虚为本，痰阻为标，故方中以四君子（人参、白术、茯苓、甘草）益气补虚，健脾助运以复脾虚之本，杜生痰之源，且重用白术，较之原方四药等量则健脾助运，燥湿化痰之力益胜。半夏辛温而燥，为化湿痰之要药，并善降逆以和胃止呕；陈皮为辛温苦燥之品，既可调理气机以除胸脘之痞，又能和胃止呕以降胃气之逆，还能燥湿化痰以消湿聚之痰，其行气之功亦有助于化痰，所谓"气顺则痰消"是也。二药合用，燥湿化痰。和胃降逆之功相得益彰，故相须以除痰阻之标。煎煮时加少量生姜、大枣，协四君可助益脾，伍夏、陈而和胃。综观本方实乃四君子汤与二陈汤相合而成，二方并施，意在甘温益气而不碍邪，行气化滞而不伤正，使脾气充而运化复健，湿浊去而痰滞渐消。本方配伍特点：以益气健脾之品配伍燥湿化痰之药，补泻兼施，标本兼治。且甘温补脾，助运化之功，可杜生痰之源；燥湿化痰，除中焦之湿，又能助脾运之复，二者相辅相成，共奏益气健脾，燥湿化痰之功。

【临床运用】

1. 用方要点

食少便溏，胸脘痞闷，咳嗽痰多色白，舌淡苔白腻，脉虚。

2. 随症加减

气虚较甚者，重用人参、白术；痰多壅盛者，重用半夏、陈皮；畏寒怕冷者，加炮姜、附子以温中祛寒；痰多清稀者，加干姜、细辛以温肺化饮。

3. 使用注意

本方较温燥，真阴亏损者忌用。

4. 现代应用

本方现代常用于治疗胃及十二指肠球部溃疡，以及慢性肠胃炎、妊娠呕吐等辨证属脾胃气虚夹痰湿证者。

五磨饮子

【来源】《医方考》

【组成】木香　沉香　槟榔　枳实　台乌药各等份（各6克）

【用法】白酒磨服。

【功用】行气降逆，宽胸散结。

【主治】暴怒暴死，名曰气厥者。由于七情变动，气逆不降而见上气喘急，胸腹胀满，突然大怒而致气厥者。

【方解】本方乃四磨汤去人参，加木香、枳实而成，较之四磨汤行气散结之功更著。气上宜降之，故用沉香、槟榔来降气；气逆宜顺之，故用木香、乌药；佐以枳实，破其滞也；磨以白酒，和其阴也。本方全用行气破滞之品，药专力猛，宜于体壮气实，气结较甚之证。

【临床运用】

1. 用方要点

上气喘急，胸腹胀满。

2. 使用注意

本品药专力猛，体壮气实，气结较甚者适用，对于体弱者或虚证者忌用。

射干麻黄汤

【来源】《金匮要略》

【组成】射干9克　麻黄9克　生姜6克　细辛6克　紫菀6克　款冬花6克　大枣3枚　半夏9克　五味子3克

【用法】上九味，以水一斗二升，先煮麻黄两沸，去上沫，内诸药，煮取三升，分温三服。

【功用】宣肺祛痰，下气止咳。

【主治】痰饮郁结，气逆喘咳证。症见咳而上气，喉中痰鸣，痰多清稀，胸膈满闷，面色晦滞，微有恶寒发热，舌质淡暗，苔白滑，脉浮紧。

【方解】方中麻黄辛温，轻扬上达，善开宣肺郁，散风寒，疏腠理，透毛窍，为宣肺平喘之要药。细辛辛香走窜，有升浮之性，外可温散风寒，有解热镇痛之功，助麻黄发汗解表，配温经通脉之生姜，促汗而解风寒之邪。射干苦寒泄降，能清肺泄热，降痰平喘，解毒利咽，为咽喉肿痛要药。紫菀苦温润肺益金，专能开泄肺郁，定咳降逆，宣通壅滞，兼疏肺家气血。款冬花味苦主降，顺肺中之气，又清肺中之血，能开郁润肺，化痰止咳，有邪可散，散而不泄，无邪可润，润而不寒。麻黄、细辛、半夏，降逆消痰，温肺化饮于内。五味子之酸，以补不足，令正气自敛。生姜和胃降逆，虚则补其母，大枣之甘，健脾安中，扶助正气，以补后天。全方共奏散寒解表，开痰平喘，温肺化饮，安中扶正之功。

【临床应用】

1. 用方要点

咳而上气，喉中痰鸣，痰多清稀，苔白滑，脉浮。

2. 现代应用

本方可用于慢性气管炎、支气管哮喘、肺气肿、肺心病等属痰饮郁结，气逆而喘咳者。

定喘汤

【来源】《摄生众妙方》

【组成】 白果9克　麻黄9克　款冬花9克　桑白皮9克　苏子6克　甘草3克　杏仁4.5克　黄芩6克　法制半夏9克

【用法】 上药用水三盅，煎二盅，作二服。每服一盅，不用姜，不拘时候徐徐服。

【功用】 宣肺降气，清热化痰。

【主治】 风寒外束，痰热内蕴证。症见哮喘咳嗽，痰多气急，痰稠色黄，微恶风寒，舌苔黄腻，脉滑数。

【方解】 本方证因素体多痰，又感风寒，肺气壅闭，不得宣降，郁而化热所致。症见哮喘咳嗽，痰多色黄，质稠不易咯出等。治宜宣降肺气，止咳平喘，清热化痰。方用麻黄宣肺散邪以平喘，白果敛肺定喘而祛痰，共为君药，一散一收，既可加强平喘之功，又可防麻黄耗散肺气。苏子、杏仁、半夏、款冬花降气平喘，止咳祛痰，共为臣药。桑白皮、黄芩清泄肺热，止咳平喘，共为佐药。甘草调和诸药为使药。诸药合用，使肺气宣降，痰热得清，风寒得解，则喘咳痰多诸症自除。

【临床运用】

1. 用方要点

哮喘咳嗽，痰多色黄，微恶风寒，苔黄腻，脉滑数。

2. 随症加减

若无表证者，以宣肺定喘为主，故麻黄可减量应用；痰多难咯者，可酌加瓜蒌、胆南星等以助清热化痰之功；肺热偏重，酌加石膏、鱼腥草以清泄肺热。

3. 使用注意

若新感风寒，虽恶寒发热、无汗而喘，但内无痰热者；或哮喘日久，肺肾阴虚者，皆不宜使用。

4. 现代应用

本方常用于支气管哮喘、慢性支气管炎等属于痰热壅肺者。

参苏饮

【来源】《太平惠民和剂局方》

【组成】人参　紫苏叶　干葛　半夏　前胡　茯苓各6克　枳壳　桔梗　木香　陈皮　甘草各4克

【用法】上药咬咀。每服12克，用水220毫升，加生姜7片，大枣1个，煎至140毫升，去滓，微热服，不拘时候。

【功用】益气解表，理气化痰。

【主治】气虚外感风寒，内有痰湿证。年老久病、体虚之人，症见恶寒发热，无汗而喘，鼻塞，咳嗽痰白，怠倦无力，气短懒言，苔白脉弱。

【方解】本方证由素体脾肺气虚，内有痰湿，复感风寒之喘证。方中苏叶为君药，发散风寒，宣肺止咳，行气宽中。臣药以葛根解肌发汗，人参益气，扶正托邪，前胡、半夏、桔梗止咳化痰，宣降肺气；陈皮、木香、枳壳理气宽胸，茯苓健脾，渗湿消痰，七药共为佐药，甘草补气安中，和诸药，为佐使药。本方配伍特点：一为散补并行，则散不伤正，补不留邪；二是气津并调，使气行痰消，津行气畅。

【临床应用】

1. 用方要点

恶寒发热，无汗，咳喘痰白，胸脘满闷，怠倦乏力，苔白，脉弱。

2. 随症加减

若恶寒发热、无汗等表寒证重者，将荆芥、防风易葛根；头痛甚者加川芎、白芷；气滞较轻者，可去木香减轻行气之力。

3. 现代应用

本方常用于感冒、上呼吸道感染等属于气虚外感风寒兼有痰湿者。

泻白散

【来源】《小儿药证直诀》

【组成】地骨皮 桑白皮（炒）各30克 炙甘草3克

【用法】上药锉散。入粳米一撮，水二小盏，煎七分，食前服（现代用法：水煎服）。

【功用】清泻肺热，止咳平喘。

【主治】肺热咳喘证。气喘咳嗽，皮肤蒸热，日晡尤甚，舌红苔黄，脉细数。

【方解】本方治肺有伏火郁热之证。肺主气，宜清肃下降，肺有郁热，则气逆不降而为咳喘；肺合皮毛，外生肌表，肺热则皮肤蒸热，此热不属外感，乃伏热渐伤阴分所致，故热以午后为甚。方用桑白皮泻肺以清郁热为主，辅以地骨皮泻肺中伏火，兼退虚热。炙甘草、粳米养胃和中以扶肺气，共为佐使。四药合用，共奏泻肺清热，止咳平喘之功。本方之特点，既不是清透肺中实热以治其标，也不是滋阴润肺以治其本，而是清泻肺中伏火以消郁热，对小儿"稚阴"素质具有标本兼顾之功。

【临床运用】

1. 用方要点

咳喘气急，皮肤蒸热，舌红苔黄，脉细数。

2. 随症加减

肺经热重者，加黄芩、知母等以增强清泄肺热之效；燥热咳嗽者，可加瓜蒌皮，川贝母等润肺止咳；阴虚潮热者，加银柴胡、鳖甲滋阴退热；热伤阴津，烦热口渴者，加花粉、芦根清热生津。

3. 使用注意

本方药性平和，尤宜于正气未伤，伏火不甚者。风寒咳嗽或肺虚喘咳者不宜使用。

4. 现代应用

可用于小儿麻疹初期，肺炎或支气管炎等属于肺中伏火郁热者。

金匮肾气丸

【来源】《金匮要略》

【组成】干地黄 240 克　薯蓣（山药）120 克　山茱萸 120 克　泽泻　茯苓　牡丹皮各 90 克　桂枝　炮附子各 30 克

【用法】上为细末，炼蜜和丸，如梧桐子大，酒下 6 克，日再服。

【功用】补肾助阳。

【主治】肾阳不足证。症见腰酸脚软，肢体畏寒，少腹拘急，小便不利或频数，夜尿增多，阳痿早泄，舌质淡胖，尺脉沉细；以及痰饮喘咳，水肿脚气，消渴，泄泻日久等。

【方解】方中重用地黄滋阴补肾，填精益髓；因肝肾同源，互相滋养，故配山茱萸以补肝益肾，又因补益后天（脾）可以充养先天（肾），故取山药健脾以充肾，共同增强滋补肾阴的作用。在此基础上，再配少量的桂枝、附子温补肾阳，意在微微生长肾中阳气，深寓"阴中求阳"的奥义，正如明代大医家张景岳所说"善补阳者，必于阴中求阳，则阳得阴助而生化无穷。"至于方中所配泽泻、茯苓是为渗湿利水，所配丹皮是为清肝泻火，与补益药相配，意在补中寓泻，以使补而不滞。本方配伍特点有二：一是补阳之中配伍滋阴之品，阴中求阳，使阳有所化；二是少量补阳药与大队滋阴药配伍，旨在微微生火，少火生气。

【临床运用】

1. 用方要点

腰痛脚软，小便不利或反多，舌淡胖，脉虚弱而尺部沉细。

2. 随症加减

若夜尿多者，宜肾气丸加五味子，小便数多，色白体羸，为真阳亏虚，宜加补骨脂等，加强温阳之力；若用于阳痿，证属命门火衰者，酌加淫羊藿等以助壮阳起痿之力。

3. 使用注意

（1）若咽干口燥、舌红少苔属肾阴不足，虚火上炎者，不宜使用。

（2）肾阳虚而小便正常者，为纯虚无邪，不宜使用本方。

4. 现代应用

本方常用于慢性肾炎、慢性哮喘、糖尿病、醛固酮增多症、甲状腺功能低下、神经衰弱、肾上腺皮质功能减退等属于肾阳不足者。

河车大造丸

【来源】《景岳全书》

【组成】紫河车100克　熟地黄200克　天冬100克　麦冬100克　杜仲（盐炒）150克　牛膝（盐炒）100克　黄柏（盐炒）150克　龟甲（制）200克

【用法】大蜜丸每丸重9克。水蜜丸每次6克，小蜜丸每次9克，大蜜丸每次1丸，日2次口服。

【功用】滋阴清热，补肾益肺。

【主治】用于肺肾两亏，虚劳咳喘，骨蒸潮热，盗汗遗精，腰膝酸软。

【方解】方中紫河车大补精血，为本方的主药，即"精不足，补之以味"之意。地黄、龟板滋补肾阴，杜仲、牛膝补肝肾、强筋骨，黄柏清相火、除骨蒸，麦冬、天门冬养阴清金、润肺宁嗽。诸药合用，共奏滋阴清热，补肾益肺之功效。

【临床运用】

1. 用方要点

虚劳咳喘，骨蒸潮热，盗汗遗精，腰膝酸软。

2. 使用注意

脾胃虚弱，食少便溏者不宜用。

3. 现代应用

本方用于肺结核、慢性肾炎、慢性支气管炎、支气管哮喘等属肺肾亏虚者。

桑菊饮

【来源】《温病条辨》

【组成】桑叶7.5克　菊花3克　杏仁6克　连翘5克　薄荷2.5克　桔梗6克

甘草 2.5 克　芦根 6 克

【用法】水二杯，煮取一杯，日二服。（现代用法：水煎温服）

【功用】疏风清热，宣肺止咳。

【主治】风温初起，表热轻证。但咳，身热不甚，口微咳，脉浮数。

【方解】风温袭肺，肺失清肃，所以气逆而咳。受邪轻浅，所以身热不甚，口微渴。因此，治当辛以散风，凉以清肺为法。本方用桑叶清透肺络之热，菊花清散上焦风热，并作君药。臣以辛凉之薄荷，助桑、菊散上焦风热，桔梗、杏仁，一升一降，解肌肃肺以止咳。连翘清透膈上之热，苇根清热生津止渴，用作佐药。甘草调和诸药，是作使药之用。诸药配合，共奏疏风清热，宣肺止咳之功。本方配伍特点：一以轻清宣散之品，疏散风热以清头目；一以苦辛宣降之品，理气肃肺以止咳嗽。

【临床运用】

1. 用方要点

咳嗽，发热不甚，微渴，脉浮数。

2. 随症加减

二三日不解，气粗似喘，燥在气分者，加石膏、知母，舌绛，暮热甚燥，邪初入营，加元参 6 克，犀角 3 克；在血分者，去薄荷、苇根，加麦冬、细生地、玉竹、丹皮各 6 克；肺热甚，加黄芩；渴者，加花粉。

3. 使用注意

（1）本方为"辛凉轻剂"，故肺热甚者，当予加味后运用，否则病重药轻，药不胜病。

（2）风寒咳嗽不宜使用。

（3）由于方中药物均系轻清之品，故不宜久煎。

4. 现代应用

本方常用于感冒、急性支气管炎、上呼吸道感染、肺炎、急性结膜炎、角膜炎等属于风热犯肺或肝经风热者。

桑杏汤

【来源】《温病条辨》

【组成】桑叶 3 克　杏仁 4.5 克　沙参 6 克　象贝 3 克　香豉 3 克　栀皮 3 克

梨皮3克

【用法】水400毫升，煮取200毫升，顿服之。重者再作服。

【功用】清宣燥热，润肺止咳。

【主治】外感温燥证。症见身不甚热，干咳无痰，咽干口渴，舌红，苔薄白而燥，右脉数大者。

【方解】本方证系温燥外袭，肺津受灼之轻证。方中桑叶轻宣燥热，杏仁宣降肺气，共为君药；豆豉宣透胸中郁热，栀子皮轻，清上焦肺热，同为臣药；沙参、梨皮、象贝生津润肺，止咳化痰，均为佐使药。本方乃辛凉甘润之法，轻宣凉润之方，使燥热除而肺津复，则诸症自愈。

【临床运用】

1. 用方要点

身热不甚，干咳无痰或痰少而黏，右脉数大。

2. 现代应用

本方可用于治疗上呼吸道感染、急性支气管炎、支气管扩张咯血、百日咳等，属外感温燥，灼伤肺津的患者。

真武汤

【来源】《伤寒论》

【组成】茯苓9克　芍药9克　白术6克　生姜9克　附子炮去皮，一枚，破八片9克

【用法】以水八升，煮取三升，去滓，温服七合。每日三次。

【功用】温阳利水。

【主治】主治脾肾阳虚，水气内停证。小便不利，四肢沉重疼痛，腹痛下利，或肢体浮肿，苔白不渴，脉沉；太阳病发汗过多，阳虚水泛。汗出不解，其人仍发热，心下悸，头眩，身𥆧动，振振欲擗地。

【方解】本方为治疗脾肾阳虚，水湿泛溢的基础方。本方以附子温肾壮阳，化气利水，为君药；臣以白术燥湿行水；茯苓淡渗利水，白术、茯苓尚有健脾之效；芍药作用有四：一为利小便以行水气，二为柔肝急而止腹痛，三为敛阴舒筋解筋肉𥆧动，四可防止附子燥热伤阴；佐以生姜之行水气。诸药合用，共奏温肾健脾，化气利水之效。

【临床运用】

1. 用方要点

小便不利，肢体沉重或浮肿，舌质淡胖，苔白脉沉。

2. 随症加减

若水寒射肺而咳，加干姜、细辛温肺化饮，五味子敛肺止咳；阴盛阳衰而下利甚者，去芍药加干姜以温里散寒；水寒犯胃而呕者，加重生姜用量以和胃降逆。

3. 现代应用

本方常用于慢性肾小球肾炎、心源性水肿、甲状腺功能低下、慢性支气管炎、慢性肠炎、肠结核等属于脾肾阳虚，水湿内停者。

桂枝加厚朴杏子汤

【来源】《伤寒论》

【组成】桂枝9克　芍药9克　生姜9克　炙甘草6克　大枣3枚　厚朴6克杏仁6克

【用法】上七味，以水七升，微火煮取三升，去滓。温服一升，覆取微似汗。

【功用】解肌发表，降气平喘。

【主治】宿有喘病，又感风寒而见桂枝汤证者；或风寒表证误用下剂后，表证未解而微喘者。

【方解】方中杏仁主咳逆上气，厚朴消胀除满、理气化痰。于桂枝汤加消胀满的厚朴和治咳逆的杏仁，故治桂枝汤证而咳逆喘满者。

【临床运用】

1. 用方要点

发热恶风，汗出气喘，脉浮缓。

2. 使用注意

凡外感风寒表实无汗者禁用。

麻黄汤

【来源】《伤寒论》

【组成】麻黄9克　桂枝6克　杏仁12克　炙甘草3克

【用法】上四味，以水九升，先煮麻黄，减二升，去上沫，内诸药，煮取二升半，去滓，温服八合。覆取微似汗，不须啜粥，余如桂枝法将息（现代用法：水煎服，温覆取微汗）。

【功用】发汗解表，宣肺平喘。

【主治】风寒束肺之实喘证。症见恶寒发热、无汗、头痛，咳嗽，气喘，胸闷，痰色白而清稀，口不渴，舌质不红，苔薄白，脉浮紧。

【方解】本方证为外感风寒，肺气失宣所致。风寒之邪外袭肌表，使卫阳被遏，腠理闭塞，营阴郁滞，经脉不通，故见恶寒、发热、无汗、头身痛；肺主气属卫，外合皮毛，寒邪外束于表，影响肺气的宣肃下行，则上逆为喘；舌苔薄白，脉浮紧皆是风寒袭表的反映。治当发汗解表，宣肺平喘。方中麻黄苦辛性温，归肺与膀胱经，善开腠发汗，祛在表之风寒；宣肺平喘，开闭郁之肺气，故本方用以为君药。透营达卫的桂枝为臣药，解肌发表，温通经脉，既助麻黄解表，使发汗之力倍增；又畅行营阴，使疼痛之症得解。二药相须为用，是辛温发汗的常用组合。杏仁降利肺气，与麻黄相伍，一宣一降，以恢复肺气之宣降，加强宣肺平喘之功，是为宣降肺气的常用组合，为佐药。炙甘草既能调和麻、杏之宣降，又能缓和麻、桂相合之峻烈，使汗出不致过猛而耗伤正气，是使药而兼佐药之用。四药配伍，表寒得散，营卫得通，肺气得宣，则诸症可愈。本方配伍特点有二：一为麻、桂相须，发卫气之闭以开腠理，透营分之郁以畅营阴，则发汗解表之功益彰；二为麻、桂相使，宣降相因，则宣肺平喘之效甚著。

【临床运用】

1. 用方要点

恶寒、无汗，咳嗽，气喘，脉浮紧。

2. 随症加减

若表证不重，可去桂枝，即为宣肺平喘之三拗汤；喘甚加苏子、前胡降气平喘，痰多加半夏、橘红，胸闷加枳壳、桔梗。

3. 使用注意

（1）本方为辛温发汗之峻剂，故《伤寒论》对"疮家"、"淋家"、"衄家"、"亡血家"，以及外感表虚自汗、血虚而脉兼"尺中迟"、误下而见"身重心悸"等，虽有表寒证，亦皆禁用。

（2）麻黄汤药味虽少，但发汗力强，不可过服，否则，汗出过多必伤人正气。

4. 现代应用

本方常用于感冒、流行性感冒、急性支气管炎、支气管哮喘等属风寒表实证者。

麻杏石甘汤

【来源】《伤寒论》

【组成】 麻黄 9 克　芍药 9 克　细辛 6 克　干姜 6 克　炙甘草 6 克　桂枝 9 克　五味子 6 克　半夏 9 克

【用法】 上八味，以水一斗，先煮麻黄，减二升，去上沫，内诸药，煮取三升，去滓，温服一升（现代用法：水煎温服）。

【功用】 解表散寒，温肺化饮。

【主治】 外寒里饮证。恶寒发热，头身疼痛，无汗喘咳，痰涎清稀而量多，胸痞，或干呕，或痰饮喘咳，不得平卧，或身体疼重，头面四肢浮肿，舌苔白滑，脉浮。

【方解】 本方主治外感风寒，寒饮内停之证。方中麻黄、桂枝相须为君药，发汗散寒以解表邪，且麻黄又能宣发肺气而平喘咳，桂枝化气行水以利里饮之化。干姜、细辛为臣药，温肺化饮，兼助麻、桂解表祛邪。然而素有痰饮，脾肺本虚，若纯用辛温发散，恐耗伤肺气，故佐以五味子敛肺止咳、芍药和营养血，二药与辛散之品相配，一散一收，既可增强止咳平喘之功，又可制约诸药辛散温燥太过之弊；半夏燥湿化痰，和胃降逆，亦为佐药；炙甘草兼为佐使之药，既可益气和中，又能调和辛散酸收之品。药虽八味，配伍严谨，散中有收，开中有合，使风寒解，水饮去，宣降复，则诸症自平。

【临床应用】

1. 用方要点

恶寒发热，无汗，喘咳，痰多而稀，苔白滑，脉浮。

2. 随症加减

若外寒证轻者，可去桂枝，麻黄改为炙麻黄；兼有喉中痰鸣，加杏仁、射干、款冬花以化痰降气平喘；若鼻塞，清涕多者，加辛夷、苍耳子以宣通鼻窍。

3. 使用注意

本方多温燥之品，故阴虚干咳无痰或痰热证者，不宜使用。

4. 现代应用

本方常用于支气管炎、支气管哮喘、肺炎、百日咳、肺心病、过敏性鼻炎等属于外寒里饮证者。

葶苈大枣泻肺汤

【来源】《金匮要略》

【组成】葶苈子 9 克　大枣 4 枚

【用法】上药先以水三升煮枣，取二升，去枣，内葶苈，煮取一升，顿服。

【功用】泻肺行水，下气平喘。

【主治】痰水壅实之咳喘胸满。

【方解】方中葶苈子苦寒沉降，泻肺气而利水，祛痰定喘。大枣甘缓补中，补脾养心，缓和药性；二药合用，以大枣之甘缓，挽葶苈子性急泻肺下降之势，防其泻力太过，共奏泻痰行水，下气平喘之功。主治痰涎壅滞，肺气闭阻，咳嗽痰喘，喉中有痰声如曳锯状，甚则咳逆上气不得卧，面目浮肿，小便不利等病症。

【临床应用】

1. 用方要点

喉中有痰声如曳锯状，甚则咳逆上气不得卧，面目浮肿，小便不利。

2. 现代应用

本方可用于慢性气管炎、支气管哮喘、肺气肿、肺心病等属痰水壅实者。

越婢加半夏汤

【来源】《金匮要略》

【组成】麻黄 12 克　石膏 25 克　生姜 9 克　大枣 15 枚　甘草 6 克　半夏 9 克

【用法】上药六味，以水 1.2 升，先煮麻黄，去上沫，纳诸药，煮取 600

毫升，分三次温服。

【功用】宣肺泄热，止咳平喘。

【主治】肺胀，咳嗽上气，胸满气喘，目如脱状，脉浮大者。

【方解】方中重用麻黄既取其发汗、利水之功，使肌表之水湿随汗而去，内停之水湿从下而出，又取其开宣肺气之能，使肺的宣降功能正常，水道通调，有利于水湿消除；生姜宣散水湿；半夏逐饮下气；石膏清解郁热，甘草、大枣补益中气，以培土胜湿。

【临床应用】

1. 用方要点

咳嗽上气，胸满气喘，目如脱状，脉浮大。

2. 现代应用

本方可用于慢性气管炎、支气管哮喘，肺气肿等属中医肺胀病范畴且有咳逆上气等临床症状者。

黛蛤散

【来源】《丸散膏丹集成》

【组成】青黛　蛤粉用新瓦将蛤粉炒令通红，拌青黛少许

【用法】每服三钱（15 克），米饮下。

【功用】清肝泻火，化痰止咳。

【主治】肝肺火热之痰嗽，眩晕耳鸣，咯痰带血。

【方解】本方主治肝经火盛，木火刑金之咳痰带血证。方中青黛咸寒，功能清肝火，泻肺热，伍以善入肺经之蛤粉，清肺化痰。二者相合，使肝火得降，肺热得清，痰热得化，则妄行之血归经。

【临床应用】

1. 用方要点

属肝经火盛之眩晕耳鸣，咯痰带血。

2. 现代应用

本方可用于慢性气管炎、支气管哮喘、肺气肿等属肝肺火盛者。

三拗汤

【来源】《太平惠民和剂局方》

【组成】麻黄不去根节 杏仁不去皮尖 甘草不炙，各等份30克

【用法】上为粗末，每服五钱（15克），水一盏半，姜五片，同煎至一盏，去滓，通口服。以衣被盖覆睡，取微汗为度。

【功用】宣肺解表，止咳平喘。

【主治】外感风寒，肺气不宣证。

【方解】

本方用麻黄发汗散寒，宣肺平喘，其不去根节，为发中有收，使不过于汗；用杏仁宣降肺气，止咳化痰，以不去皮尖，为散中有涩，使不过于宣；甘草不炙，乃取其清热解毒，协同麻、杏利气祛痰。三药相配，共奏疏风宣肺，止咳平喘之功。

【临床应用】

1. 用方要点

鼻塞声重，语言不出，或伤风受寒，头痛目眩，四肢拘急，咳嗽痰多，胸闷气促，无汗，口不渴，苔白，脉浮。

2. 随症加减

若外寒证轻者，可去桂枝，麻黄改用炙麻黄；兼有热象而出现烦躁者，加生石膏、黄芩以清郁热；兼喉中痰鸣，加杏仁、射干、款冬花以化痰降气平喘；若鼻塞，清涕多者，加辛夷、苍耳子以宣通鼻窍；兼水肿者，加茯苓、猪苓以利水消肿。

3. 使用注意

风热表证及气阴不足者，不宜使用。

清燥救肺汤

【来源】《医门法律》

【组成】霜桑叶9克 石膏8克 人参2克 甘草3克 胡麻仁炒研3克 真阿胶3克 麦门冬去心4克 杏仁去皮尖炒2克 枇杷叶刷去毛，涂蜜炙黄一片3克

【用法】水一碗，煎六分，频频滚热服（现代用法：水煎，频频热服）。

【功用】清燥润肺，养阴益气。

【主治】温燥伤肺，气阴两伤证。头痛身热，干咳无痰，气逆而喘，咽喉干燥，口渴鼻燥，胸膈满闷，舌干少苔，脉虚大而数。

【方解】本方所主系燥热伤肺之重证。秋令气候干燥，燥热伤肺，肺合皮毛，故头痛身热，肺为热灼，气阴两伤，失其清肃润降之常，故干咳无痰，气逆而喘，咽喉干燥，口渴鼻燥，治宜清燥热，养气阴，以清金保肺立法。方中重用桑叶质轻性寒，清透肺中燥热之邪，为君药；温燥犯肺，温者属热宜清，燥胜则干宜润，故用石膏辛甘而寒，清泄肺热；麦冬甘寒，养阴润肺，共为臣药。《难经·第十四难》说："损其肺者益其气"，而胃土又为肺金之母，故用甘草培土生金，人参益胃津，养肺气；麻仁、阿胶养阴润肺，肺得滋润，则治节有权；《素问·藏气法时论》说："肺苦气上逆，急食苦以泄之"，故用杏仁、枇杷叶之苦，降泄肺气，以上均为佐药；甘草兼能调和诸药，以为使药。如此，则肺金之燥热得以清宣，肺气之上逆得以肃降，则燥热伤肺诸症自除，故名之曰"清燥救肺"。

【临床应用】

1. 用方要点

身热，干咳无痰，气逆而喘，舌红少苔，脉虚大而数。

2. 随症加减

若痰多，加川贝、瓜蒌以润燥化痰；热甚者，加羚羊角、水牛角以清热凉血。

3. 现代应用

本方常用于肺炎、支气管哮喘、急慢性支气管炎、支气管扩张、肺癌等属燥热犯肺，气阴两伤者。

苏子降气汤

【来源】《太平惠民和剂局方》

【组成】紫苏子9克　半夏9克　前胡6克　厚朴6克　陈皮3克　甘草6克　当归6克　生姜两片　大枣1个　肉桂3克

【用法】上为细末。每服二大钱，水一盏半，入生姜二片，枣子一个，紫苏五叶，同煎至八分，去滓热服，不拘时候。

【功用】降气疏壅，引火归元，祛痰止咳。

【主治】治虚阳上攻、气不升降、上盛下虚、痰涎壅盛、喘嗽短气、胸膈痞闷、咽喉不利，或腰痛脚弱、肢体倦怠，或肢体浮肿。

【方解】本方是治疗上实下虚之喘咳的常用方剂。紫苏子、半夏降气化痰，止咳平喘，为方中主药；厚朴、前胡、陈皮下气祛痰，协助主药治疗上实，肉桂温肾纳气治疗下虚，均为辅药；当归养血润燥，制约大队燥药伤阴的付作用，生姜宣肺，而应肺主宣降之性，为佐药；甘草、大枣调和诸药为使。

【临床应用】

1. 用方要点

病程较长，反复发作，久病入肾，咳喘气急，痰稀白量多，呼多吸少，腰腿软弱，舌苔白滑或白腻。

2. 随症加减

咳喘不能卧，加沉香；风寒表盛：去当归、肉桂，加麻黄、杏仁、苏叶；气虚者，加人参、五味子；阳虚者，加黄芪、附子；痰热上壅，去肉桂，加桑白皮，痰浊过多，加杏仁、贝母，呕逆，加代赭石。

3. 现代应用

适用于外感风寒、咳嗽气喘、支气管炎、支气管哮喘、肺气肿、肺原性心脏病之咳喘而痰涎壅盛者、喘息性支气管炎、耳鸣、吐血、衄血、齿槽脓漏、口中腐烂、走马疳、水肿、脚气等。

第四章 肺 痨

一、定义

肺痨是由于痨虫侵蚀肺叶引起的一种具有传染性的慢性虚弱性疾病。临床上以咳嗽、咯血、潮热、盗汗、胸痛、消瘦为特征。本病具有传染性。历代方书所称之"劳嗽"、"急痨"、"疳痨"等，皆为肺痨之别称。

二、临床表现

以咳嗽、咯血、潮热、盗汗、胸痛、消瘦为典型表现。病情轻者，诸症未必悉俱，重者则各种症状大多俱呈，或先后相继发生，或合并出现。

三、中医分型

阴虚肺热：滋阴杀虫，润肺清热。
肺肾阴虚：补益肺肾，滋阴降火。
气阴亏耗：益气养阴，肺脾同治。
阴阳两虚：滋阴补阳，培元固本。

月华丸

【来源】《医学心悟》

【组成】天冬去心,蒸　生地酒洗　麦冬去心,蒸　熟地酒蒸,晒　山药乳蒸　百部蒸　沙参蒸　川贝母去心,蒸　真阿胶各30克　茯苓乳蒸　獭肝　广三七各15克

【用法】用白菊花60克（去蒂），桑叶60克（经霜者）熬膏，将阿胶化入膏内和药，稍加炼蜜为丸，如弹子大。每服1丸，含化，一日三次。

【功用】滋阴保肺，消痰止咳。

【主治】阴虚肺痨咳嗽。症见咳嗽、咯血、潮热、盗汗、胸痛、消瘦，舌

红少苔，脉细数。

【方解】方中獭肝随月变形，每月生一叶，正月则合为一叶，以其变化不测，而性又能杀虫，凡痨虫隐伏幻怪者，亦以此幻怪之物治之，乃自古相传之灵药，方名月华，实以此药命名，而虫所由生，则由于瘀血所变，故用三七以化瘀，血之所以化虫者，又由于痰热所蒸，故用余药润利，以清痰火，但取杀虫，则獭肝一味已足，但取消瘀，则三七一味已足，而必多其品物者，攻补兼行，标本兼治，乃为全胜之师也。

【临床运用】

1. 用方要点

咳嗽、咯血、潮热、盗汗，舌红少苔，脉细数。

2. 现代应用

本方常用于肺结核病之属于阴虚肺热者。

补天大造丸

【来源】《医学心悟》

【组成】人参60克　黄芪蜜炙　白术（陈土蒸）各90克　当归酒蒸　枣仁去壳，炒　远志去心，甘草水泡，炒　白芍酒炒　山药乳蒸　茯苓（乳蒸）各45克　枸杞子酒蒸　大熟地（酒蒸，晒）各120克　河车1具（甘草水洗净）　鹿角500克（熬膏）　龟板240克（与鹿角同熬膏）

【用法】以龟鹿胶和药，加炼蜜为丸。每早开水送下12克。

【功用】补五脏虚损。

【主治】诸虚百损，五劳七伤。

【方解】方中人参、白术、山药、茯苓、黄芪健脾益气；当归、白芍、枣仁、远志养血宁心；枸杞、龟板、熟地滋肾养阴；河车、鹿角补阳填精。诸药相配，培元固本，温养精气，滋阴补阳。

【临床运用】

1. 用方要点

咳嗽，咯血，自汗盗汗，消瘦乏力，舌淡脉弱。

2. 随症加减

血虚，加当归、地黄倍之；气虚，加人参、黄芪（蜜炙）各1两；肾虚，加覆盆子（炒）、小茴香、巴戟（去心）、山茱萸（去核）；腰痛，加苍术（盐水炒）、草薢、琐阳（酥炙）、续断（酒洗）；骨蒸，加地骨皮、知母（酒炒）；妇人去黄柏，加川芎、香附、条芩（俱酒炒）各1两。阴虚内热甚者，加丹皮60克；阳虚内寒者，加肉桂15克。

3. 现代应用

本方常用于肺结核病之属于久病阴阳两虚者。

地仙散

【来源】《奇效良方》

【组成】地骨皮（去木）30克　防风（去芦）15克　甘草（炙）7.5克

【用法】每服四钱，水一盏半，煎至七分，去滓，食远温服。

【主治】治骨蒸肌热，一切虚劳烦躁，生津液。

【方解】《本事方释义》：地骨皮气味苦甘寒，入手太阴、足厥阴，能治有汗之骨蒸；防风气味辛甘微温，入足太阳；甘草气味甘平，入足太阴。此治骨蒸内热，阴虚烦躁，津液欲伤者，再以生姜之辛温而散，竹叶之辛凉而清，使内外和平，则病魔焉有不去者乎。

【临床运用】

1. 用方要点

咳嗽、咯血、潮热、盗汗，舌红少苔，脉细数。

2. 现代应用

本方常用于肺结核病之属于阴虚肺热者。

百合固金汤

【来源】《慎斋遗书》

【组成】熟地　生地　归身各9克　白芍6克　甘草3克　桔梗6克　玄参3克　贝母6克　麦冬9克　百合12克

【用法】水煎服。

【功用】滋养肺肾，止咳化痰。

【主治】肺肾阴亏，虚火上炎证。咳痰带血，咽喉燥痛，手足心热，骨蒸盗汗，舌红少苔，脉细数。

【方解】本方证由肺肾阴亏所致。治宜滋养肺肾之阴血，兼以清热化痰止咳，以图标本兼顾。方中百合甘苦微寒，滋阴清热，润肺止咳；生地、熟地并用，滋肾壮水，其中生地兼能凉血止血。三药相伍，为润肺滋肾，金水并补的常用组合，共为君药。麦冬甘寒，协百合以滋阴清热，润肺止咳；玄参咸寒，助二地滋阴壮水，以清虚火，兼利咽喉，共为臣药。当归治咳逆上气，伍白芍以养血和血；贝母清热润肺，化痰止咳，俱为佐药；桔梗宣肺利咽，化痰散结，并载药上行；生甘草清热泻火，调和诸药，共为佐使药。本方配伍特点有二：一为滋肾保肺，金水并调，尤以润肺止咳为主；二为滋养之中兼以凉血止血，宣肺化痰，标本兼顾但以治本为主。本方以百合润肺为主，服后使阴血渐充、虚火自清、痰化咳止，以达固护肺阴之目的。

【临床运用】

1. 用方要点

咳嗽气喘，咽喉燥痛，舌红少苔，脉细数。

2. 随症加减

若痰多而色黄者，加胆南星、黄芩、瓜蒌皮以清肺化痰；若咳喘甚者，可加杏仁、五味子、款冬花以止咳平喘；若咳血重者，可去桔梗之升提，加白及、白茅根、仙鹤草以止血。

3. 现代应用

本方常用于肺结核、慢性支气管炎、支气管扩张咯血、慢性咽喉炎、自发性气胸等属肺肾阴虚，虚火上炎者。

保真汤

【来源】《十药神书》

【组成】当归　人参　生地黄　熟地黄　白术　黄芪各9克　赤茯苓　白茯苓各4.5克　天门冬　麦门冬各6克　赤芍药　白芍药　知母　黄柏　五味子　柴胡　地骨皮各6克　甘草　陈皮　厚朴各4.5克

【用法】上二十味，研成粗末。每服用水300毫升，加生姜3片，大枣5个，莲心5枚，同煎至150毫升，去滓，空腹时服150毫升，一日三次。

【功用】益气补血，滋阴降火。

【主治】 虚劳气血两亏，阴虚火旺，症见骨蒸，潮热，盗汗，舌红脉细数。

【方解】 各家论述：《法律》：按此方十八味，十全大补方中已用其九，独不用肉桂耳。然增益地黄，代川芎之上窜，尤为合宜。余用黄柏、知母、五味子滋益肾水，二冬、地骨皮清补其肺，柴胡入肝清热，陈皮助脾行滞，其意中实不欲大补也。

【临床运用】

1. 用方要点

咯血，骨蒸，潮热，盗汗，舌红，脉细数。

2. 随症加减

惊悸，加茯神、远志、柏子仁、酸枣仁；淋浊，加萆薢、乌药、猪苓、泽泻；便涩，加苦杖、木通、石韦、扁蓄；遗精，加龙骨、牡蛎、莲须、莲心；燥热，加滑石、石膏、青蒿、鳖甲；盗汗，加牡蛎、浮麦、黄芪、麻黄根。

3. 现代应用

本方常用于肺结核、慢性支气管炎、支气管扩张咯血等属虚劳气血两亏，阴虚火旺者。

调元百补膏

【来源】《寿世保元》

【组成】 当归身 (酒洗) 120 克　怀生地黄 1 千克　怀熟地黄 120 克　甘枸杞子 500 克　白芍 500 克 (用米粉炒)　人参 120 克　辽五味子 30 克　麦门冬 (去心) 150 克　地骨皮 120 克　白术 (去芦) 30 克　白茯苓 (去皮) 360 克　莲肉 120 克　怀山药 150 克　贝母 (去心) 90 克　甘草 90 克　琥珀 4 克　薏苡仁 (用米粉炒) 24 克

【用法】 上药锉细，和足水 5 升，微火煎之，如干，再加水 5 升。如此四次，滤去滓，取汁，文武火熬之，待减去三分。每 500 毫升加炼净熟蜜 120 毫升 (春加 150 毫升，夏加 180 毫升)，共熬成膏。每服 30 毫升，白汤调下。

【功用】 养血和中，宁嗽化痰，退热定喘，除泻止渴。

【主治】 五劳七伤，诸虚劳极，元气不足，脾胃虚弱者。

【临床运用】

1. 用方要点

久咳，咯血，自汗盗汗，纳呆食少，消瘦乏力，舌淡脉弱。

2. 现代应用

本方常用于肺结核、慢性支气管炎、支气管扩张咯血等属久咳虚劳兼有元气不足者。

秦艽鳖甲散

【来源】《卫生宝鉴》

【组成】地骨皮 柴胡 鳖甲各9克 秦艽 知母 当归各5克

【用法】上药为粗末，每服15克，水一盏，青蒿五叶，乌梅一个煎至七分，去滓。空腹，临卧温服。

【功用】滋阴养血，清热除蒸。

【主治】阴亏血虚，风邪传里化热之风劳病。骨蒸盗汗，肌肉瘦削，唇红颊赤，口干咽燥，午后潮热，咳嗽，困倦，舌红少苔，脉细数。

【方解】方中鳖甲为君，滋阴清热除蒸；知母、当归滋阴养血，秦艽、柴胡、地骨皮、青蒿辅助鳖甲以清热除蒸，乌梅敛阴止汗。诸药合用，既能滋阴养血以治本，又能退热除蒸以治标。

【临床运用】

1. 用方要点

咳嗽，咯血，潮热，盗汗，舌红少苔，脉细数。

2. 现代应用

本方常用于结核病的潮热，温热病后期阴亏津伤，余热未尽，以及原因不明的长期反复低热属于阴虚型者。

清金甘橘汤

【来源】《理虚元鉴》

【组成】生地 麦冬 玄参 茯苓各10克 丹皮 阿胶各6克 白芍 川贝 桔梗各5克 甘草3克

【用法】水煎服。

【功用】滋阴杀虫，润肺清热。

【主治】肺痨咳嗽，痰中带血丝血珠者。症见咳嗽，痰中带血，盗汗，乏力，舌红少苔，脉细数。

【临床运用】

1. 用方要点

咳嗽，咯血，潮热，盗汗，舌红少苔，脉细数。

2. 现代应用

本方常用于肺结核病之属于阴虚肺热者。

紫河车丹

【来源】《紫庭方》

【组成】 男子首胎衣1具，以皂角水洗净，烘令极干后入药　人参45克　炒白术　白茯苓　茯神　当归　熟地各30克　木香15克　乳香　没药各12克　朱砂6克　麝香0.6克

【用法】 共为细面，用红曲糊为丸服。

【功用】 益气补血，滋阴降火。

【主治】 肺痨咳嗽，赢瘦体弱，气血亏损者。症见咳嗽，痰中带血，自汗盗汗，乏力，舌淡脉弱。

【方解】 方中紫河车大补气血，滋补肝肾；人参、白术、茯苓、茯神共以加强补气之功；当归、熟地增加其补血之功效；木香调气，乳、没二药以活血，麝香疏通全身经络、辟秽气，朱砂解毒，且能潜降心火。诸药合用，益气补血，滋阴降火，用于肺痨咳嗽，赢瘦体弱，气血亏损者。

【临床运用】

1. 用方要点

咳嗽，咯血，盗汗，乏力，舌淡脉弱。

2. 随症加减

诸虚百损，五劳七伤，或由先天秉受不足，元气虚弱，动则多病，不耐劳苦，及男子肾虚阳痿，精乏无嗣，妇人子宫虚冷，屡经坠落，不成孕育者，多与党参、当归、生地、枸杞子等配伍。

3. 使用注意

脾虚湿困食少者慎服，表邪未解及内有实邪者禁服。

4. 现代应用

本方常用于肺结核病之属于久病气血亏虚者。

新定拯阴理劳汤

【来源】《医宗必读》

【组成】牡丹皮3克 当归身3克（酒洗） 麦门冬3克（去心） 甘草（炙）1.2克
苡仁9克 白芍药2.1克（酒炒） 北五味0.9克 人参1.8克 莲子9克（不去皮）
橘红3克 生地黄6克

【用法】水400毫升，枣1枚，煎至200毫升，分二次徐徐呷之。

【功用】滋阴益肺，清肝凉心。

【主治】肺痨。阴虚火动，皮寒骨热，食少痰多，咳嗽气短，倦怠心烦，
舌红少苔，脉细数。

【临床运用】

1. 用方要点

食少痰多，咳嗽气短，倦怠心烦，舌红少苔，脉细数。

2. 随症加减

脉重按有力者，去人参；有血，加阿胶、童便；热盛，加地骨皮；泄泻，
减归、地，加山药、茯苓；倦甚，用人参9克；咳有燥痰，加贝母、桑皮；嗽
有湿痰，加半夏、茯苓；不寐、汗多，加枣仁。

3. 现代应用

本方常用于肺结核病之属于阴虚火炽者。

加味百花膏

【来源】《医方集解》

【组成】百合30克 款冬花18克 紫菀12克 百部15克 乌梅30克

【用法】食后、临卧姜汤下或嚼化；煎服亦可，一次一粒或遵医嘱。

【功用】敛肺止咳。

【主治】喘嗽不已，或痰中有血，虚人尤宜。

【方解】百合甘苦涩，为敛肺主药；款冬花味辛以舒其敛闭之余邪，且能

散肺热而除痰定喘；乌梅酸咸，酸以补肺而敛阴，咸以补心而散血，曾经火气熏蒸而色变黑，则肺居心上，不畏火之烁，此亦补肺主药；百部苦甘，功专入肺，甘补苦泄，主治哮喘；紫菀辛苦，舒郁热而行痰止血；蜜能润肺，止嗽生津，甘则能补。此取百合、款冬花而名百花，又蜜亦百花之英。临卧服者，卧则气归于肺，使药亦随之以入。此为肺惫而虚，兼有外邪客之，久而不散，正不能胜邪者设，又补正之一法。

【临床运用】

1. 用方要点

咳嗽喘急，口干声哑，痰中带血，阴虚肺伤，午后潮热。

2. 使用注意

禁房事；忌食发物、热物。

第五章　肺　　痿

一、定义

肺痿，系咳喘日久不愈，肺气受损，津液耗伤，肺叶痿弱，临床表现以气短、咳吐浊唾涎沫、反复发作为特点。

二、临床表现

以咳吐浊唾涎沫为主症。虚热者痰黏而稠，不易咯出，容易咯血；虚冷者吐涎沫，痰清稀量多。

三、中医分型

虚热：清热生津，益气养阴。

虚寒：健脾益气，温中祛寒。

寒热夹杂：寒热平调，温清并用。

二母散

【来源】《景岳全书》

【组成】贝母去心，童便洗　知母等份　干生姜1片

【用法】上药水煎服；或为末，每服 1.5～3 克，沸汤送下。

【功用】清热生津，益气养阴。

【主治】肺热咳嗽，虚热肺痿及疹后咳甚者。

【方解】火旺铄金，肺虚劳热，能受温补者易治，不能受温补者难治，故又设此法以滋阴。方中用贝母以化痰泻肺火。知母滋肾清肺金，且取其苦能泄热，寒能胜热，润能去燥。二药合用共奏清热生津，益气养阴之功。

【临床应用】

1. 用方要点

咳吐浊唾涎沫，痰黏而稠，不易咯出，舌红，脉虚。

2. **使用注意**

本方多清润之品，故肺气虚寒者不宜使用。

3. **现代应用**

本方可用于慢性气管炎、支气管哮喘、肺气肿等属肺热气阴耗伤者。

生姜甘草汤

【来源】《千金方》

【组成】生姜15克　人参6克　甘草12克　大枣十五枚

【用法】上四味，以水七升，煮取三升，分温三服。

【功用】健脾益气，温中祛寒。

【主治】虚寒肺痿。症见咳唾涎沫不止，咽燥而渴，舌红，脉虚。

【方解】方中重用生姜温中养肺祛寒，为君药；人参补气益肺为臣；大枣健脾益气，为方中佐药；甘草补益肺气且调和诸药。四药合用，共奏健脾益气，温中祛寒之效，用于虚寒肺痿的治疗。

【临床应用】

1. **用方要点**

吐涎沫，痰清稀量多，舌淡，脉弱。

2. **使用注意**

本方多温燥之品，故阴虚肺热者不宜使用。

3. **现代应用**

本方可用于慢性气管炎、支气管哮喘、肺气肿等属肺气虚寒者。

甘草汤

【来源】《伤寒论》

【组成】甘草6克

【用法】上一味，以水600毫升，煮取300毫升，去滓。每次温服150毫升，一日二次。

【功用】清热解毒。

【主治】少阴咽痛，兼治舌肿，肺痿。

【方解】方中一味甘草补脾益气，清热解毒，又能祛痰止咳，适用于邪毒壅盛兼正气不足之肺痿。

【临床应用】

1. 用方要点

咳吐浊唾涎沫，痰黏而稠，不易咯出，舌红，脉虚。

2. 现代应用

本方可用于慢性气管炎、支气管哮喘、肺气肿等属中医肺痿病范畴者。

甘草干姜汤

【来源】《伤寒论》

【组成】甘草（炙）12克　干姜（炮）6克

【用法】水煎温服。

【功用】复阳气。

【主治】伤寒脉浮，自汗出，小便数，心烦，微恶寒，脚挛急，咽中干，烦躁吐逆；肺痿，吐涎沫而不咳者。

【方解】①《内台方议》：脉浮，自汗出，恶寒者，为中风。今此又兼小便数者，心烦脚挛急，为阴阳之气虚，不可发汗。反与桂枝汤误汗之，得之便厥，咽中干，烦躁上逆也，此乃不可汗而误攻其表，营卫之气虚伤所致也。故与甘草为君，干姜为臣，二者之辛甘，合之以复阳气也。②《寒温条辨》：此即四逆汤去附也。辛甘合用，专复胸中之阳气，其夹食夹阴，面赤足冷，发热喘嗽，腹痛便滑，内外合邪，难于发散，或寒冷伤胃，不便参术者，并宜服之，真胃虚挟寒之圣剂也。

【临床应用】

1. 用方要点

吐涎沫，痰清稀量多，舌淡，脉弱。

2. 随症加减

若胃寒明显者，加附子、肉桂，以温暖阳气；若呕吐者，加半夏、陈皮，以降逆止呕；若大便溏者，加扁豆、莲子肉，以健脾止泻等。

3. 使用注意

本方多温燥之品，故虚热肺痿者不宜使用。

4. 现代应用

本方可用于慢性气管炎、支气管哮喘、肺气肿等属肺气虚寒者。

白虎汤

【**来源**】《伤寒论》

【**组成**】石膏50克　知母18克　甘草6克　粳米9克

【**用法**】上四味，以水一斗，煮米熟汤成，去滓，温服一升，日三服。

【**功用**】清热生津。

【**主治**】气分热盛证。伤寒阳明热盛，或温病热在气分证。壮热面赤，烦渴引饮，口舌干燥，大汗出，脉洪大有力。

【**方解**】本方为治疗气分阳明热盛之证的代表方剂。古方中用辛甘大寒的石膏为君，专清肺胃邪热，解肌透热，又可生津止渴。臣以知母苦寒质润，既助石膏清气分实热，又治已伤之阴。用甘草，粳米既可益胃护津，又可防止石膏大寒伤中，共为佐使。四药相配，共奏清热生津，止渴除烦之功，使其热清津复诸症自解。

【**临床应用**】

1. 用方要点

身大热，汗大出，口大渴，脉洪大。

2. 随症加减

若气血两燔，引动肝风，见神昏谵语、抽搐者，加羚羊角、水牛角以凉肝熄风；若兼阳明腑实，见神昏谵语、大便秘结者，加大黄、芒硝以泻热攻积；消渴病而见烦渴，属胃热者，可加天花粉、麦冬等增强清热生津之力。

3. 使用注意

伤寒脉浮，发热无汗，其表不解者，不可与；脉浮弦而细者，不可与也；脉沉者，不可与也；不渴者，不可与也；汗不出者不可与也。

4. 现代应用

本方常用于感染性疾病，如大叶性肺炎、流行性乙型脑炎、流行性出血热以及小儿夏季热、糖尿病、风湿性关节炎等属于气分热盛者。

白虎加人参汤

【来源】《伤寒论》

【组成】知母18克　石膏50克，碎，绵裹　甘草6克　炙粳米9克　人参10克

【用法】上五味，以水一斗，煮米熟汤成，去滓，温服一升，日三服。

【功用】清热益气生津。

【主治】汗吐下后，里热炽盛，而见大热、大渴、大汗、脉洪大者；白虎汤证见有背微恶寒，或饮不解渴，或脉浮大而芤，以及暑热病见有身大热属气津两伤者。

【方解】古方中用辛甘大寒的石膏为君，专清肺胃邪热，解肌透热，又可生津止渴。臣以知母苦寒质润，既助石膏清气分实热，又治已伤之阴。用甘草，粳米既可益胃护津，又可防止石膏大寒伤中，共为佐使。以上四味药清热除烦，生津止渴，加人参补益气阴。适用于表邪已解，热盛于里，津气两伤者。

【临床应用】

1. 用方要点

大热、大渴、大汗、背微恶寒，脉浮大而芤。

2. 现代应用

本方常用于感染性疾病，如大叶性肺炎、流行性乙型脑炎、流行性出血热以及小儿夏季热、糖尿病、风湿性关节炎等属于气分热盛且气津两伤者。

安肺汤

【来源】《济阳纲目》

【组成】当归1.5克　川芎1.5克　芍药1.5克　熟地（酒蒸）1.5克　白术1.5克　茯苓1.5克　五味子1.5克　麦冬（去心）1.5克　桑白皮（炙）1.5克　甘草（炙）1.5克　阿胶4.5克

【用法】上作1服。加生姜，水煎服。

【主治】荣卫俱虚，发热自汗，肺虚喘气，咳嗽痰唾。

【临床应用】

1. 用方要点

发热自汗，肺虚喘气，咳嗽痰唾。

2. 现代应用

本方可用于慢性气管炎、支气管哮喘、肺气肿等属中医肺痿病范畴者。

麦门冬汤

【来源】《金匮要略》

【组成】麦门冬 42克　半夏 6克　人参 9克　甘草 6克　粳米 3克　大枣 4枚

【用法】上六味药，以水 1.2升，煮取 600毫升，分三次温服。

【功用】清养肺胃，降逆下气。

【主治】

(1) 虚热肺痿。咳嗽气喘，咽喉不利，咯痰不爽，或咳唾涎沫，口干咽燥，手足心热，舌红少苔，脉虚数。

(2) 胃阴不足证。呕吐，纳少，呃逆，口渴咽干，舌红少苔，脉虚数。

【方解】本方所治虚热肺痿乃肺胃阴虚，气火上逆所致。治宜清养肺胃，降逆下气。方中重用麦门冬滋养肺胃，清降虚火为君药；人参益气生津为臣药；佐以甘草、粳米、大枣益气养胃，和人参益胃生津，胃津充足，自能上归于肺，此正"培土生金"之法。又佐以半夏降逆下气，化其痰涎，虽属温燥之品，但用量很轻，与大剂量麦门冬配伍，其燥性减而降逆之用存，且能开胃行津以润肺，又使麦冬滋而不腻，相反相成。甘草并能润肺利咽，调和诸药，兼作使药。本方配伍特点有二：一是体现"培土生金"法；二是于大量甘润剂中少佐辛燥之品，主从有序，润燥得宜，滋而不腻，燥不伤津。

【临床应用】

1. 用方要点

咳唾涎沫，短气喘促，或口干呕逆，舌干红少苔，脉虚数。

2. 随症加减

若津伤甚者，可加沙参、玉竹以养阴液；若阴虚胃痛、脘腹灼热者，可加石斛、白芍以增加养阴益胃止痛之功。

3. 现代应用

本方可用于慢性气管炎、支气管扩张、慢性咽喉炎、矽肺、肺结核等属肺胃阴虚，气火上逆者。亦治胃及十二指肠溃疡、慢性萎缩性胃炎、妊娠呕吐等属胃阴不足，气逆呕吐者。

炙甘草汤

【来源】《伤寒论》

【组成】炙甘草 12 克　生姜 9 克　桂枝 9 克　人参 6 克　生地黄 30 克　阿胶 6 克　麦门冬 10 克　麻仁 10 克　大枣 10 枚

【用法】上以清酒七升，水八升，先煮八味，取三升，去滓，内胶烊消尽，温服一升，日三服（现代用法：水煎服，阿胶烊化，冲服）。

【功用】益气滋阴，通阳复脉。

【主治】

（1）阴血阳气虚弱，心脉失养证。脉结代，心动悸，虚羸少气，舌光少苔，或质干而瘦小者。

（2）虚劳肺痿。干咳无痰，或咳吐涎沫，量少，形瘦短气，虚烦不眠，自汗盗汗，咽干舌燥，大便干结，脉虚数。

【方解】本方是《伤寒论》治疗心动悸、脉结代的名方。其证是由伤寒汗、吐、下或失血后，或杂病阴血不足，阳气不振所致。阴血不足，血脉无以充盈，加之阳气不振，无力鼓动血脉，脉气不相接续，故脉结代；阴血不足，心体失养，或心阳虚弱，不能温养心脉，故心动悸。治宜滋心阴，养心血，益心气，温心阳，以复脉定悸。方中重用生地黄滋阴养血为君药，《名医别录》谓地黄"补五脏内伤不足，通血脉，益气力"。配伍炙甘草、人参、大枣益心气，补脾气，以资气血生化之源；阿胶、麦冬、麻仁滋心阴，养心血，充血脉，共为臣药。佐以桂枝、生姜辛行温通，温心阳，通血脉，诸厚味滋腻之品得姜、桂则滋而不腻。用法中加清酒煎服，以清酒辛热，可温通血脉，以行药力，是为使药。诸药合用，滋而不腻，温而不燥，使气血充足，阴阳调和，则心动悸、脉结代，皆得其平。

【临床应用】

1. 用方要点

脉结代，心动悸，虚羸少气，舌光色淡少苔。

2. 随症加减

方中可加酸枣仁、柏子仁以增强养心安神定悸之力，或加龙齿、磁石重镇安神；偏于心气不足者，重用炙甘草、人参；偏于阴血虚者重用生地、麦冬；

心阳偏虚者，易桂枝为肉桂，加附子以增强温心阳之力；阴虚而内热较盛者，易人参为南沙参，并减去桂、姜、枣、酒，酌加知母、黄柏，则滋阴液降虚火之力更强。

3. 现代应用

本方可用于功能性心律不齐、期外收缩、冠心病、风湿性心脏病、病毒性心肌炎、甲状腺功能亢进等而有心悸、气短、脉结代等属于阴血不足，阳气虚弱者。

清燥救肺汤

【来源】《医门法律》

【组成】霜桑叶9克　石膏8克　人参2克　甘草3克　胡麻仁炒研3克　真阿胶3克　麦门冬去心4克　杏仁去皮尖炒2克　枇杷叶刷去毛，涂蜜炙黄一片3克

【用法】水一碗，煎六分，频频滚热服（现代用法：水煎，频频热服）。

【功用】清燥润肺，养阴益气。

【主治】温燥伤肺，气阴两伤证。头痛身热，干咳无痰，气逆而喘，咽喉干燥，口渴鼻燥，胸膈满闷，舌干少苔，脉虚大而数。

【方解】本方所主系燥热伤肺之重证。秋令气候干燥，燥热伤肺，肺合皮毛，故头痛身热，肺为热灼，气阴两伤，失其清肃润降之常，故干咳无痰，气逆而喘，咽喉干燥，口渴鼻燥，治宜清燥热，养气阴，以清金保肺立法。方中重用桑叶质轻性寒，清透肺中燥热之邪，为君药。温燥犯肺，温者属热宜清，燥胜则干宜润，故用石膏辛甘而寒，清泄肺热；麦冬甘寒，养阴润肺，共为臣药。《难经·第十四难》说："损其肺者益其气"，而胃土又为肺金之母，故用甘草培土生金，人参益胃津，养肺气；麻仁、阿胶养阴润肺，肺得滋润，则治节有权；《素问·藏气法时论》说："肺苦气上逆，急食苦以泄之"，故用杏仁、枇杷叶之苦，降泄肺气，以上均为佐药。甘草兼能调和诸药，以为使。如此，则肺金之燥热得以清宣，肺气之上逆得以肃降，则燥热伤肺诸证自除，故名之曰"清燥救肺"。

【临床应用】

1. 用方要点

身热，干咳无痰，气逆而喘，舌红少苔，脉虚大而数。

2. 随症加减

若痰多，加川贝、瓜蒌以润燥化痰；热甚者，加羚羊角、水牛角以清热凉血。

3. 现代应用

本方常用于肺炎、支气管哮喘、急慢性支气管炎、支气管扩张、肺癌等属燥热犯肺，气阴两伤者。

清 骨 散

【来源】《证治准绳》

【组成】银柴胡5克　胡黄连　秦艽　鳖甲　地骨皮　青蒿　知母各3克 甘草2克

【用法】水煎服；或研末，每日三次，每次9克，冲服。

【功用】清虚热，退骨蒸。

【主治】肝肾阴虚，虚火内扰证。骨蒸潮热，或低热日久不退，形瘦盗汗，两颊潮红，手足心热，舌红少苔，脉细数。

【方解】本方证由肝肾阴虚，虚火内扰所致。治以清虚热为主，佐以滋阴。方中银柴胡味甘苦性微寒，直入阴分而清热凉血，善退虚劳骨蒸之热而无苦燥之弊，为君药。知母泻火滋阴以退虚热，胡黄连入血分而清虚热，地骨皮凉血而退有汗之骨蒸，三药俱入阴退虚火，以助银柴胡清骨蒸劳热，共为臣药。秦艽、青蒿皆辛散透热之品，清虚热并透伏热使从外解；鳖甲咸寒，既滋阴潜阳，又引药入阴分，为治疗虚热之常用药，同为佐药。使以甘草，调和诸药，并防苦寒药物损伤胃气。本方集大队退热除蒸药于一方，重在清透伏热以治标，兼顾滋养阴液以治本，共收退热除蒸之效。

【临床应用】

1. 用方要点

骨蒸潮热，形瘦盗汗，舌红少苔，脉细数。

2. 随症加减

若血虚，加当归、白芍、生地以益阴养血；嗽多者，加阿胶、麦门冬、五味子以益阴润肺止咳。

3. 现代应用

本方常用于结核病，或其他慢性消耗性疾病的发热骨蒸属阴虚内热者。

清金益气汤

【来源】《医学衷中参西录》

【组成】生黄芪9克　生地黄15克　知母9克　粉甘草9克　玄参9克　沙参9克　川贝母去心6克　牛蒡子炒捣9克

【用法】水煎服。

【主治】虚羸少气，劳热咳嗽，肺痿失音，频吐痰涎等一切肺金虚损之症。

【方解】方中生黄芪与生地黄为君，大补气阴；知母清肺降火，滋阴润肺为臣；玄参、沙参清肺生津，滋阴润燥；川贝母苦寒，清热散结，化痰止咳润肺共为佐药；牛蒡子清肺止咳，甘草调和诸药，共为使药。各药合用，益气阴，清热毒，治疗肺痿证。

【临床应用】

1. 用方要点

骨蒸潮热，形瘦盗汗，舌红少苔，脉细数。

2. 现代应用

本方常用于结核病，或其他慢性消耗性疾病的发热骨蒸属阴虚内热者。

紫菀散

【来源】《医心方》

【组成】人参　桔梗　茯苓各3克　阿胶（炒）　甘草、紫菀各1.5克　知母、贝母各4.5克　五味子十五粒

【用法】水煎服。

【主治】肺痿唾脓血腥臭，连嗽不止，渐将羸瘦，形容枯悴，舌红少苔，脉细弱。

【方解】(1)《医方集解》：此手太阴药也，劳而久嗽，肺虚可知，即有热证，皆虚火也。海藏以保肺为君，故用紫菀、阿胶二药润肺补虚，消痰止嗽；

以清火为臣，故用知母、贝母二药辛寒润燥消痰；以参、苓为佐者，扶土所以生金；以甘、桔为使者，载药上行脾肺，桔梗载诸药上行而能清肺，甘草辅人参补脾；五味子滋肾家不足之水，收肺家耗散之金，久嗽者所必收也。

（2）《血证论》：取参、草、胶、菀以滋补肺阴；又用知母以清其火；五味以敛其气；桔梗、贝母、茯苓以利其痰。火、气、痰三者俱顺，则肺愈受其益，此较保和汤、救肺汤又在不清不浊之间，用方者随其择其。

【临床应用】

1. 用方要点

唾脓血腥臭，渐将羸瘦，舌红少苔，脉细弱。

2. 现代应用

本方常用于肺炎、支气管哮喘、急慢性支气管炎、支气管扩张、肺癌等属肺痿气阴耗伤者。

薏苡仁散

【来源】《保命歌括》

【组成】 薏苡仁　百部　黄芪蜜炙　麦门冬　当归身　白芍　黄芩酒炒　人参去芦　桑白皮各等份　五味子10粒

【用法】 上㕮咀。加生姜3片，水2盏煎服。

【主治】 肺痿唾脓血腥臭，咳嗽不止，形体羸瘦，形容枯悴，舌红少苔，脉细弱。

【临床应用】

1. 用方要点

唾脓血腥臭，形体羸瘦，舌红少苔，脉细弱。

2. 现代应用

本方常用于肺炎、支气管哮喘、急慢性支气管炎、支气管扩张、肺癌等属肺痿之气阴耗伤者。

金水六君煎

【来源】《景岳全书》

【组成】 当归6克　熟地9~15克　陈皮4.5克　半夏6克　茯苓6克　炙甘草3克

【用法】 用水400毫升，加生姜3~7片，煎至280毫升或320毫升，空腹时温服。

【功用】 养阴化痰。

【主治】 肺肾虚寒，水泛为痰，或年迈阴虚，血气不足，外受风寒，咳嗽呕恶，喘逆多痰。

【临床应用】

1. 用方要点

咳嗽气喘，呻吟不已。咯痰不爽，颇有气机欲窒之状。脉细弱而虚，舌苔微白而腻。

2. 随症加减

如大便不实而多湿者，去当归，加山药；如痰盛气滞，胸胁不快者，加白芥子2.1~2.8克；如阴寒盛而嗽不愈者，加细辛1.5~2.1克；如兼表邪寒热者，加柴胡3~6克。

3. 现代应用

本方常用于支气管哮喘，浸润型肺结核，肺气肿。

黄连阿胶汤

【来源】《伤寒论》

【组成】 黄连60克　黄芩30克　芍药30克　鸡子黄2枚　阿胶45克

【用法】 上五味，以水六升，先煮三物，取二升，去滓；内胶烊尽，小冷。内鸡子黄，搅令相得，温服七合，日三服（现代用法：水煎，阿胶烊化兑入药汤，待药汁稍凉时，兑入鸡子黄）。

【功用】 扶阴散热，降火引元。

【主治】 少阴病，心中烦，不得卧；邪火内攻，热伤阴血，下利脓血。

【方解】 阳有余，以苦除之，黄连、黄芩之苦以除热；阴不足，以甘补之，鸡子黄、阿胶之甘以补血；酸，收也，泄也，芍药之酸，收阴气而泄邪热也。阿胶滋肾水以上潮；鸡子黄养心宁神；白芍和营敛阴；白芍配芩连酸苦涌泄以泻火，与鸡子黄、阿胶相伍，酸甘化阴以滋阴。少佐肉桂引火归原。

【临床应用】

用方要点

邪火伤阴，津枯燥热，心胸烦悸，夜睡不宁，身痒面赤，舌红苔净，脉浮细数等证者。

百合固金汤

【来源】《慎斋遗书》

【组成】熟地　生地　归身各9克　白芍6克　甘草3克　桔梗6克　玄参3克 贝母6克　麦冬9克　百合12克

【用法】水煎服。

【功用】滋养肺肾，止咳化痰。

【主治】肺肾阴亏，虚火上炎证。咳痰带血，咽喉燥痛，手足心热，骨蒸盗汗，舌红少苔，脉细数。

【方解】本方证由肺肾阴亏所致。治宜滋养肺肾之阴血，兼以清热化痰止咳，以图标本兼顾。方中百合甘苦微寒，滋阴清热，润肺止咳；生地、熟地并用，滋肾壮水，其中生地兼能凉血止血。三药相伍，为润肺滋肾，金水并补的常用组合，共为君药。麦冬甘寒，协百合以滋阴清热，润肺止咳；玄参咸寒，助二地滋阴壮水，以清虚火，兼利咽喉，共为臣药。当归治咳逆上气，伍白芍以养血和血；贝母清热润肺，化痰止咳，俱为佐药；桔梗宣肺利咽，化痰散结，并载药上行；生甘草清热泻火，调和诸药，共为佐使药。本方配伍特点有二：一为滋肾保肺，金水并调，尤以润肺止咳为主；二为滋养之中兼以凉血止血，宣肺化痰，标本兼顾但以治本为主。本方以百合润肺为主，服后使阴血渐充、虚火自清、痰化咳止，以达固护肺阴之目的。

【临床运用】

1. 用方要点

咳嗽气喘，咽喉燥痛，舌红少苔，脉细数。

2. 随症加减

若痰多而色黄者，加胆南星、黄芩、瓜蒌皮以清肺化痰；若咳喘甚者，可加杏仁、五味子、款冬花以止咳平喘；若咳血重者，可去桔梗之升提，加白及、白茅根、仙鹤草以止血。

3. 现代应用

本方常用于肺结核、慢性支气管炎、支气管扩张咯血、慢性咽喉炎、自发性气胸等属肺肾阴虚，虚火上炎者。

竹叶石膏汤

【来源】《伤寒论》

【组成】竹叶6克　石膏50克　半夏9克　麦门冬20克　人参6克　粳米10克甘草6克

【用法】上七味，以水一斗，煮取六升，去滓，内粳米，煮米熟汤成去米，温服一升，日三服。

【功用】清热生津，益气和胃。

【主治】伤寒、温病、暑病余热未清，气津两伤证。身热多汗，心胸烦闷，气逆欲呕，口干喜饮，或虚烦不寐，舌红苔少，脉虚数。（本方常用于流脑后期、夏季热、中暑等属余热未清，气津两伤者。糖尿病的干渴多饮属胃热阴伤者，亦可应用。）

【方解】方中竹叶、石膏清热除烦为君；人参、麦冬益气养阴为臣；半夏降逆止呕为佐；甘草、粳米调养胃气为使。诸药合用，使热祛烦除，气复津生，胃气调和，诸症自愈。

配伍特点：全方清热与益气养阴并用，祛邪扶正兼顾，清而不寒，补而不滞。

【临床应用】

使用注意：本方清凉质润，如内有痰湿，或阳虚发热，均应忌用。

第六章 肺痈

一、定义

肺痈属内痈之一，是肺内形成痈肿脓疡的一种疾病。临床上以发热、咳嗽、胸痛、咳痰量多、气味腥臭、甚至咳吐脓血为特征。主要由于热邪犯肺，内蕴不解，壅滞肺络，以致血败肉腐而化脓成痈。

二、临床表现

常突然出现恶寒或寒战，高热，午后热甚，咳嗽胸痛，咯吐黏浊痰，继而则咳痰增多，咯痰如脓，有腥臭味，或脓血相兼，随着脓血的大量排出，身热下降，症状减轻，病情好转，经数星期逐渐恢复。如脓毒不净，则持续咳嗽，咯吐脓血臭痰，低热，盗汗，形体消瘦，转入慢性过程。

三、中医分型

初期（风热袭肺）：疏风散热，宣肺化痰。

成痈期（瘀热内结）：清热解毒，化痰祛瘀。

溃脓期（血败肉腐）：清热解毒，化瘀排脓。

恢复期（正虚邪恋）：益气养阴，扶正祛邪。

加味桔梗汤

【来源】《医学心悟》

【组成】桔梗去芦,2.4克　白及2.4克　橘红2.4克　甜葶苈微炒,2.4克　甘草节4.5克　贝母4.5克　苡仁15克　金银花15克

【功用】排脓解毒。

【用法】水煎服。

【主治】肺痈。

【临床运用】

随症加减

初起，加荆芥、防风各3克；溃后，加人参、黄芪各3克。

如金解毒散

【来源】《痈疽神秘验方》

【组成】桔梗6克　甘草9克　黄连4克　黄芩4克　黄柏4克　山栀（炒）4克

【用法】水2盅，煎至8分，作10余次呷之，不可急服。

【功用】降火解毒。

【主治】肺痈。发热烦渴，脉洪大。

【方解】桔梗为君药，宣肺祛痰排脓；黄芩、黄连、黄柏为臣药，清肺解毒；山栀子为佐药，助清热解毒之功；甘草为使药，调和诸药。全方共奏降火解毒之功效。

【临床运用】

用方要点

发热烦渴，脉洪大。

血府逐瘀汤

【来源】《医林改错》

【组成】当归9克　生地黄9克　桃仁12克　红花9克　枳壳6克　赤芍6克
川芎5克　柴胡3克　桔梗5克　牛膝9克　甘草3克

【用法】水煎服。

【功用】活血祛瘀，行气止痛。

【主治】胸中血瘀证。症见胸痛、头痛、日久不愈，痛如针刺而有定处，咯吐脓血痰或呃逆日久不止，或内热烦闷、心悸失眠、入暮渐热。舌质暗红、有瘀斑或瘀点，脉涩或弦紧。

【方解】方中桃仁破血行滞而润燥，红花活血祛瘀以止痛，共为君药。赤芍、川芎助君药活血祛瘀；牛膝活血通经，祛瘀止痛，引血下行，共为臣药。

生地、当归养血益阴，清热活血；桔梗、枳壳，一升一降，宽胸行气；柴胡疏肝解郁，升达清阳，理气行滞，使气行则血行，以上均为佐药。桔梗并能载药上行，兼有使药用。甘草调和诸药，亦为使药。全方配伍特点有三：一为活血与行气相伍，既行血分瘀滞，又解气分郁结；二是祛瘀与养血同施，则活血而无耗血之虑，行气又无伤阴之弊；三为升降兼顾，既能升达清阳，又能降泄下行，使气血和调。合而用之，使血活瘀化气行，则诸症可愈，为治胸中血瘀证之良方。

【临床运用】

1. 用方要点

胸痛，头痛，痛有定处，咯吐脓血痰，舌暗红或有瘀斑，脉涩或弦紧。

2. 随症加减

若瘀痛入络，可加全蝎、穿山甲、地龙、三棱、莪术等以破血通络止痛；气机郁滞较重，加川楝子、香附等以疏肝理气止痛；血瘀经闭、痛经者，可用本方去桔梗，加香附、益母草等以活血调经止痛；胁下有痞块，属血瘀者，可酌加丹参、郁金等活血破瘀。

3. 使用注意

因本方中活血祛瘀药较多，故孕妇忌用。

4. 现代应用

本方常用于支气管炎、肺炎、冠心病心绞痛、风湿性心脏病、胸部挫伤及肋软骨炎之胸痛，以及脑血栓形成、高血压病、高脂血症、血栓闭塞性脉管炎、神经官能症、脑震荡后遗症之头痛、头晕等属于瘀阻气滞者。

苇茎汤

【来源】《外台秘要》引《古今录验方》

【组成】 苇茎60克　薏苡仁30克　瓜瓣24克　桃仁9克

【用法】 研末，内苇汁中，煮取二升，服一升，再服，当吐如脓（现代用法：水煎服）。

【功用】 清肺化痰，逐瘀排脓。

【主治】 肺痈，热毒壅滞，痰瘀互结证。身有微热，咳嗽痰多，甚则咳吐腥臭脓血，胸中隐隐作痛，舌红苔黄腻，脉滑数。

【方解】本方所治之肺痈是由热毒壅肺，痰瘀互结所致。痰热壅肺，气失清肃则咳嗽痰多；《内经》说："热盛则肉腐，肉腐则成脓"，邪热犯肺，伤及血脉，致热壅血瘀，若久不消散则血败肉腐，乃成肺痈；痈脓溃破，借口咽而出，故咳吐腥臭黄痰脓血；痰热瘀血，互阻胸中，因而胸中隐痛；舌红苔黄腻，脉滑数皆痰热内盛之象。治当清肺化痰，逐瘀排脓。方中苇茎甘寒轻浮，善清肺热，《本经逢源》谓："专于利窍，善治肺痈，吐脓血臭痰"，为肺痈必用之品，故用以为君。瓜瓣清热化痰，利湿排脓，能清上彻下，肃降肺气，与苇茎配合则清肺宣壅，涤痰排脓；薏苡仁甘淡微寒，上清肺热而排脓，下利肠胃而渗湿，二者共为臣药。桃仁活血逐瘀，可助消痈，是为佐药。方仅四药，结构严谨，药性平和，共具清热化痰、逐瘀排脓之效。

【临床运用】

1. 用方要点

胸痛，咳嗽，吐腥臭痰或吐脓血，舌红苔黄腻，脉数。

2. 随症加减

若肺痈脓未成者，宜加金银花、鱼腥草以增强清热解毒之功；脓已成者，可加桔梗、生甘草、贝母以增强化痰排脓之效。

3. 现代应用

本方常用于肺脓肿、大叶性肺炎、支气管炎、百日咳等属于肺热痰瘀互结者。

沙参清肺汤

【来源】《家庭治病新书》

【组成】沙参5克　桑白皮5克　知母5克　地骨皮10克　阿胶4克　罂粟壳4克　杏仁6克　乌梅5克　生甘草3克

【用法】大枣为引，水煎服。

【功用】养阴补肺。

【主治】哮喘，肺痈恢复期。症见咳嗽、胸痛、发热、咯吐腥臭浊痰，甚则脓血，舌红少苔，脉细数。

【临床运用】

1. 用方要点

咳嗽、胸痛、咯吐腥臭浊痰，甚则脓血，舌红少苔，脉细数。

2. 现代应用

本方常用于肺脓肿、大叶性肺炎、支气管炎、百日咳等属于肺热痰瘀互结的恢复期患者。

补肺汤

【**来源**】《备急千金要方》

【**组成**】黄芪30克 甘草 钟乳 人参各12克 桂心 干地黄 茯苓 白石英 厚朴 桑白皮 干姜 紫菀 橘皮 当归 五味子 远志 麦门冬各15克 大枣20枚

【**用法**】上十八味，㕮咀，以水1.5升，煮取500毫升，分五次服，日三夜二服。

【**功用**】补肺益肾，清火化痰。

【**主治**】肺气不足，逆满上气，咽中闷塞，短气，寒从背起，口中如含霜雪，言语失声，甚则吐脓血者。

【**临床运用**】

1. 用方要点

逆满上气，短气，咯吐腥臭浊痰，甚则脓血，舌红，脉数。

2. 现代应用

本方常用于肺脓肿、大叶性肺炎、支气管炎、百日咳等属于痰火郁结兼有肺气不足者。

复方鱼桔汤

【**来源**】上海市第七人民医院叶景华方

【**组成**】鱼腥草30克 桔梗8克 黄连5克 黄芩10克 金银花30克 甘草4克 桃仁10克 象贝母10克 冬瓜仁15克 生苡仁15克

【**用法**】水煎服。

【**功用**】清热解毒，泻肺化痰。

【**主治**】各种类型肺炎的邪毒热盛期。症见咳嗽痰多，甚则咳吐腥臭脓血，胸中隐隐作痛，舌红苔黄腻，脉滑数。

【方解】该方用鱼腥草、黄连、金银花、黄芩以清热解毒，用桔梗、冬瓜仁、生苡仁、象贝母以祛痰排脓。鱼腥草和桔梗是治疗肺脓肿的要药，明代缪希雍《神农本草经疏》谓"鱼腥草能治痰热壅肺，发为肺痈吐脓血之要药"，桔梗治肺痈，《金匮要略》中有桔梗汤。鱼腥草配桔梗具有清热解毒祛痰排脓之功，但单方药力不够，故参照张景岳的如金解毒散，加黄连、黄芩等清热解毒之品和千金苇茎汤的冬瓜仁、米仁、桃仁等祛痰排脓品以增强药力，再结合辨证加减经临床观察对肺脓肿有显著疗效。

【临床运用】

1. 用方要点

咳嗽痰多，甚则咳吐腥臭脓血，舌红苔黄腻，脉滑数。

2. 随症加减

高热持续不退加大青叶 30 克、生石膏 30 克；大便秘结加生大黄（后下）10 克，病重日服 2 剂；若病初起有表证则宜先辛凉清解，以银翘散为主；当病势渐退，症状渐好转，治以扶正清肺为主；偏阴虚者选用北沙参 10 克、麦冬 10 克、地骨皮 12 克、黄芩 10 克、甘草 4 克、鱼腥草 30 克、桑白皮 12 克；偏于气虚以孩儿参 15 克、黄芪 15 克、白术 10 克、甘草 4 克、陈皮 10 克、半夏 10 克、鱼腥草 20 克、生苡仁 15 克、炙紫菀 10 克；肺部炎症消散缓者，加丹皮 10 克、赤芍 10 克、桃仁 10 克、红花 5 克。

3. 现代应用

本方用于各种类型肺炎的邪毒热盛期。

4. 历代名家的应用经验

上海市第七人民医院叶景华善用本方治疗各种类型肺炎的邪毒热盛期。

肺痈汤

【来源】《脉症正宗》

【组成】当归 6 克 白芍 3 克 天冬 6 克 阿胶 3 克 苡仁 3 克 银花 3 克 连翘 2.4 克 桔梗 2.4 克

【用法】水煎服。

【主治】肺痈。症见咳嗽痰多，甚则咳吐腥臭脓血，胸中隐隐作痛，舌红苔黄腻，脉滑数。

【临床运用】

1. 用方要点

咳嗽痰多，甚则咳吐腥臭脓血，舌红苔黄，脉滑数或虚数。

2. 现代应用

本方常用于肺脓肿、大叶性肺炎、支气管炎、百日咳等属于痰火郁结兼有肺阴不足者。

桑白皮汤

【来源】《古今医统》卷四十四引《医林》

【组成】桑白皮 半夏 苏子 杏仁 贝母 山栀 黄芩 黄连各2.4克

【用法】上药用水400毫升，加生姜3片，煎至320毫升，口服。

【功用】清肺降气，化痰止嗽。

【主治】肺经热甚之肺痈。症见身有微热，咳嗽痰多，甚则咳吐腥臭脓血，胸中隐隐作痛，舌红苔黄腻，脉滑数。

【方解】本方清热肃肺化痰，方用桑白皮、黄芩、黄连、栀子以清泻肺热，贝母、杏仁、苏子、半夏降气化痰。诸药合用，共奏清肺降气，化痰止嗽之功，用于肺经热甚之肺痈证。

【临床运用】

1. 用方要点

咳嗽痰多，甚则咳吐腥臭脓血，舌红苔黄腻，脉滑数。

2. 现代应用

本方常用于肺脓肿、大叶性肺炎、支气管炎、百日咳等属于肺经热甚者。

桔梗汤

【来源】《伤寒论》

【组成】桔梗30克 甘草60克

【用法】上二味，以水300毫升，煮取210毫升，去滓，分二次温服。

【功用】清热解毒，消肿排脓。

【主治】少阴客热咽痛证及肺痈溃脓。症见吐脓血，腥臭胸痛，气喘身热，烦渴喜饮，舌红苔黄，脉象滑数。

【方解】本方所治之证，责于少阴客热，其热循经上扰咽喉，因而发生咽痛；客热犯肺，热盛则肉腐化脓，而为肺痈。方中甘草生用以清热解毒；配以桔梗，辛开散结利咽，宣肺化痰排脓。二药合用，则客热得除，咽痛自止，且能排脓去腐。

【临床运用】

1. 用方要点

吐脓血，腥臭胸痛，气喘身热，烦渴，舌红苔黄，脉象滑数。

2. 现代应用

本方常用于肺脓肿、大叶性肺炎、支气管炎、百日咳等属于风热郁遏于肺之肺痈吐脓者。

黄昏汤

【来源】《备急千金要方》

【组成】黄昏（即合欢皮）手掌大1片

【用法】以水600毫升，煮取200毫升，分作二服。

【主治】肺痈。症见咳有微热，烦满，胸心甲错。

【方解】《千金方衍义》："合欢属土与水，补阴之功最捷。其干相著即粘合不解，故治肺痈溃后长肺之要药。一名合昏，又名黄昏，宁无顾名思义之意存焉。"

【临床运用】

1. 用方要点

咳有微热，烦满，胸心甲错。

2. 现代应用

本方常用于肺脓肿、大叶性肺炎、支气管炎、百日咳等属于肺痈溃后期者。

银翘散

【来源】《温病条辨》

【组成】连翘30克 银花30克 苦桔梗18克 薄荷18克 竹叶12克 生甘草15克 荆芥穗12克 淡豆豉15克 牛蒡子18克

【用法】上杵为散，每服18克，鲜苇根汤煎，香气大出，即取服，勿过煮。肺药取轻清，过煮则味厚而入中焦矣。病重者，约二时一服，日三服，夜一服；轻者三时一服，日二服，夜一服，病不解者，作再服。（现代用法：加入芦根适量，水煎服，用量按原方比例酌情增减。）

【功用】辛凉透表，清热解毒。

【主治】温病初起。发热，微恶风寒，无汗或有汗不畅，头痛口渴，咳嗽咽痛，舌尖红，苔薄白或薄黄，脉浮数。

【方解】温病初起之证，治宜辛凉透表，清热解毒。方中银花、连翘气味芳香，既能疏散风热，清热解毒，又可辟秽化浊，在透散卫分表邪的同时，兼顾了温热病邪易蕴结成毒及多夹秽浊之气的特点，故重用为君药。薄荷、牛蒡子辛凉，疏散风热，清利头目，且可解毒利咽；荆芥穗、淡豆豉辛而微温，解表散邪，此二者虽属辛温，但辛而不烈，温而不燥，配入辛凉解表方中，增强辛散透表之力，是为去性取用之法，以上四药俱为臣药。芦根、竹叶清热生津；桔梗开宣肺气而止咳利咽，同为佐药。甘草既可调和药性，护胃安中，又合桔梗利咽止咳，是属佐使之用。本方所用药物均系清轻之品，加之用法强调"香气大出，即取服，勿过煎"，体现了吴氏"治上焦如羽，非轻莫举"的用药原则。本方配伍特点有二：一是辛凉之中配伍少量辛温之品，既有利于透邪，又不悖辛凉之旨。二是疏散风邪与清热解毒相配，具有外散风热、内清热毒之功，构成疏清兼顾，以疏为主之剂。

【临床运用】

1. 用方要点

发热，微恶寒，咳嗽咽痛，口渴，脉浮数。

2. 随症加减

若胸膈闷者，加藿香3钱，郁金3钱，护膻中；渴甚者，加花粉（清热生津）；项肿咽痛者，加马勃、玄参（清热解毒）；衄者，去荆芥、豆豉（因其辛温发散而动血），加白茅根9克，侧柏炭9克，栀子炭9克，清热凉血以止衄；咳者，加杏仁，利肺气。二三日病犹在肺，热渐入里，加细生地，麦冬，保津液；再不解，或小便短者，加知母、黄芩、栀子之苦寒，与麦、地之甘寒，合化阴气而治热淫所胜。

3. 使用注意

凡外感风寒及湿热病初起者禁用。因方中药物多为芳香轻宣之品，不宜久煎。

4. 现代应用

临床用于流行性感冒、流行性腮腺炎、扁桃体炎、急性上呼吸道感染有很好疗效。还常用于乙型脑炎、流行性脑脊髓膜炎、咽炎、咽峡疱疹、麻疹、肺炎、药物性皮炎、小儿湿疹、产褥感染等病属中医风热表证者。

葶苈大枣泻肺汤

【来源】《金匮要略》

【组成】葶苈子9克　大枣4枚

【用法】上药先以水三升煮枣，取二升，去枣，内葶苈，煮取一升，顿服。

【功用】泻肺行水，下气平喘。

【主治】痰水壅实之咳喘胸满。

【方解】方中葶苈子苦寒沉降，泻肺气而利水，祛痰定喘。大枣甘缓补中，补脾养心，缓和药性；二药合用，以大枣之甘缓，挽葶苈子性急泻肺下降之势，防其泻力太过，共奏泻痰行水，下气平喘之功。主治痰涎壅滞，肺气闭阻，咳嗽痰喘，喉中有痰声如曳锯状，甚则咳逆上气不得卧，面目浮肿，小便不利等病症。

【临床应用】

1. 用方要点

喉中有痰声如曳锯状，甚则咳逆上气不得卧，面目浮肿，小便不利。

2. 现代应用

本方可用于慢性气管炎、支气管哮喘、肺气肿、肺心病等属痰水壅实者。

犀黄丸

【来源】《外科全生集》

【组成】牛黄0.9克　乳香（去油）　没药（去油）各30克（研极细末）　麝香4.5

克 黄米饭 30 克

【用法】上药，用黄米饭捣烂为丸。忌火烘，晒干。每用陈酒送下 9 克。患生上部，临卧时服，患生下部，空腹时服。

【功用】清热解毒，化痰散结，活血消肿，祛瘀止痛。

【主治】痰核、流注、肺痈。

【方解】方中犀黄清热解毒，化痰散结；麝香开经络，行气滞，散瘀血，消痈疽肿毒；乳香、没药活血祛瘀，消肿定痛；黄米饭调养胃气，以防诸药寒凉碍胃；以酒送服，是用其活血行血以加速药效。

【临床应用】

1. 用方要点

火郁、痰瘀、热毒壅滞而致咳嗽，痰多，身热，舌红，脉滑数。

2. 使用注意

本丸久服必损胃气，有虚火者不宜；肺痈万不可用。孕妇忌服，体弱者慎用。

3. 现代应用

现用于淋巴结炎、乳腺囊性增生、乳腺癌、多发性脓肿。

苇茎芩草汤

【来源】由千金苇茎汤（《金匮要略·肺痿肺痈咳嗽上气篇·附方》）加减而来

【组成】苇茎 生苡仁 鱼腥草各 15 克 冬瓜仁 10 克 桃仁 黄芩各 6 克

【用法】水煎服，1 日 1 剂。

【功用】清热泻肺，化痰止咳。

【主治】肺痈，热毒壅滞，痰瘀互结证。身有微热，咳嗽痰多，甚则咳吐腥臭脓血，胸中隐隐作痛，舌红苔黄腻，脉滑数。

【方解】本方所治之肺痈是由热毒壅肺，痰瘀互结所致。痰热壅肺，气失清肃则咳嗽痰多；《内经》说："热盛则肉腐，肉腐则成脓"，邪热犯肺，伤及血脉，致热壅血瘀，若久不消散则血败肉腐，乃成肺痈；痈脓溃破，借口咽而出，故咳吐腥臭黄痰脓血；痰热瘀血，互阻胸中，因而胸中隐痛；舌红苔黄腻，脉滑数皆痰热内盛之象。治当清肺化痰，逐瘀排脓。方中苇茎甘寒轻浮，善清肺热，《本经逢源》谓："专于利窍，善治肺痈，吐脓血臭痰"，为肺痈必用之品，故用以为君。冬瓜仁清热化痰，利湿排脓，能清上彻下，肃降肺气，与苇茎配合则清肺宣壅，涤痰排脓；薏苡仁甘淡微寒，上清肺热而排脓，下利肠胃而渗湿。鱼腥草，黄芩共入肺经，清热、解毒、化痰力强，合君药共凑清热解毒化痰排脓之效，四者共为臣药。桃仁活血逐瘀，可助消痈，是为佐药。方仅六药，结构严谨，共具清热化痰、逐瘀排脓之效。

【临床应用】

1. 使用注意

现在多用芦根来代替苇茎。

2. 随症加减

若肺痈脓未成者，宜加金银花以增强清热解毒之功；脓已成者，可加桔梗、生甘草、贝母以增强化痰排脓之效。

3. 现代应用

现代常用于治疗胸膜炎恢复期。临床上还常用于肺脓肿、大叶性肺炎、支气管炎、百日咳等病症的治疗。

第七章　悬　　饮

一、定义

以胸胁胀满、胀闷，咳唾引痛等为主要表现的胸部痰饮类疾病。悬饮是因肺、胸部的痨、癌等病变，以及某些全身性疾病，导致饮邪停积胸腔，阻碍气机升降。《金匮要略·痰饮咳嗽病脉证并治》："饮后水流在胁下，咳唾引痛，谓之悬饮。"

二、症状

（1）干胁痛：干咳。胸胁痛明显，可闻及胸膜摩擦音，胸腔无明显积液发现。常为悬饮的前、后表现。

（2）肺热病：咳嗽、咳痰、气喘为主症，肺部有实变征或湿啰音，无胸腔积液。

三、中医分型

（1）热扰胸膈：清泻膈热。
（2）饮停胸胁：泻肺逐饮。
（3）痰热结胸：清热化痰宽胸。

十枣汤

【来源】《伤寒论》

【组成】芫花　大戟　甘遂各等份

【用法】散剂。装入胶囊，每服 1～2g，每日 1 次，以大枣 10 枚煎汤送下，于清晨空腹服。

【功用】攻逐水饮。

【主治】

（1）悬饮：咳唾胸胁引痛，甚或胸背掣痛不得息，心下痞硬，干呕短气，头痛目眩，舌苔滑，脉沉弦。

（2）水肿：一身悉肿，尤以身半以下为重，腹胀喘满，二便不利，脉沉实。

【方解】 本方所治悬饮、水肿皆因水饮壅盛，结实于里所致。胸胁为清旷之区，气机升降之道路。水饮停聚胸胁，阻滞气机，故胸胁疼痛，甚或胸背掣痛不得息；水饮迫肺，肺气不利，故咳唾短气；饮为阴邪，停留心下，胃失和降，则心下痞硬、干呕；饮邪阻遏清阳，故头痛目眩；饮邪结聚于里，故脉沉弦；水饮外溢肌肤，内壅脏腑，气机不畅，三焦阻滞，故一身悉肿、腹胀喘满、二便不利。水饮壅盛之实证，非一般化饮利水之法所能及，治宜攻逐水饮，使水饮速去。

方中甘遂、大戟、芫花皆为攻逐水饮之品。其中甘遂善行经隧之水，大戟善泄脏腑之水，芫花善消胸胁之伏饮痰癖。三药峻猛有毒，易伤正气，故以大枣 10 枚煎汤送服，其意有三：一则缓和诸药之毒性；二则益气护胃，减少药后反应，使攻逐而不伤胃气；三则培土以制水。诸药相合，以成攻逐水饮之剂。

配伍特点：独重逐水峻剂，攻逐水饮；佐以甘缓之品，以益气护胃。

【临床应用】

1. 用方要点

咳唾胸胁引痛，或水肿胀满，二便不利，脉沉弦或沉实。

2. 使用注意

方中甘遂、大戟、芫花宜作散剂，不宜煎服。于清晨空腹服用，每日 1 次，且应从小量开始，不可多服，以免量大下多伤正。若服后下少，则次日逐渐加量，最大剂量一般不宜超过每次 3g。服药得快利后，宜食糜粥以养胃，不可久服。

本方攻逐之力峻猛，宜于正盛而邪实者。若体质虚弱者，用量宜酌减，且可与益气健脾和胃之剂交替使用，或先补后攻，或先攻后补；孕妇忌服。

3. 随症加减

痰浊偏盛，胸部满闷，舌苔浊腻者，加薤白、杏仁；如水饮久停难去，胸胁支满，弱，食少者，加桂枝、白术、甘草等通阳健脾化饮，不宜再峻攻；若见络气不和之候，同时配合理气和络之剂，以冀气行水行。

4. 现代应用

现代常用于治疗渗出性胸膜炎、肾炎水肿、肝硬化以及晚期血吸虫病所致的腹腔积液等属水饮内盛之里实证者。

各家论述

《内台方议》

下利呕逆者，里受邪也。若其人漐漐汗出，发作有时者，不恶寒，此表邪已解，但里未和。若心下痞硬满，引胁下痛，干呕，短气者，非为结胸，乃伏饮所结于里也。若无表证，亦必烈快之剂泄之乃已，故用芫花为君，破饮逐水；甘遂、大戟为臣；佐之以大枣，以益脾而胜水为使。经曰：辛以散之者，芫花之辛，散其伏饮。苦以泄之者，以甘遂、大戟之苦，以泄其水，甘以缓之者，以大枣之甘，益脾而缓其中也。

《伤寒附翼》

仲景利水之剂种种不同，此其最峻者也。凡水气为患，或喘或咳，或利或吐，或吐或利而无汗，病一处而已。此则外走皮毛而汗出，内走咽喉而呕逆，下走肠胃而下利。水邪之泛溢者，既浩浩莫御矣，且头痛短气，心腹胁下皆痞硬满痛，是水邪尚留结于中；三焦升降之气，拒隔而难通也。表邪已罢，非汗散所宜；里邪充斥，又非渗泄之品所能治，非选利水之至锐者以直折之，中气不支，亡可立待矣。甘遂、芫花、大戟，皆辛苦气寒，而秉性最毒，并举而任之，气同味合，相须相济，决渎而大下，一举而水患可平矣。然邪之所凑，其气已虚，而毒药攻邪，脾胃必弱，使无健脾调胃之品主宰其间，邪气尽而元气亦随之尽，故选枣之大肥者为君，预培脾土之虚，且制水势之横，又和诸药之毒，既不使邪气之盛而不制，又不使元气之虚而不支，此仲景立法之尽善也。用者拘于甘能缓中之说，岂知五行承制之理乎？

七味都气丸

【来源】清代杨乘六辑《医宗己任编》

【组成】五味子（制）150 克　山茱萸（制）200 克　茯苓 150 克　牡丹皮 150 克　熟地黄 400 克　山药 200 克　泽泻 150 克

【用法】口服，一次 9 克，一日 2 次。

【功用】补肾纳气，涩精止遗。

【主治】肾虚不能纳气，呼多吸少，喘促胸闷，久咳咽干气短，遗精盗汗，小便频数。

【方解】本方由六味地黄丸加五味子而成，方中六味地黄丸补益肝肾，五味子补肾纳气，涩精止遗。敛肺止咳。

【临床应用】

（1）喘证：证属肾阴不足，肾不纳气。症见呼吸喘促，呼多吸少，动则尤甚，伴腰膝酸软，头晕耳鸣，口干咽燥，潮热盗汗，舌红少苔，脉虚大或细数无力。

（2）咳嗽：证属肾阴不足。症见咳而短气，咳声低微，痰少黏稠，伴腰膝酸软，头晕耳鸣，口干咽燥，潮热盗汗。

（3）遗精：证属阴虚火旺，精窍被扰，封藏失职。症见心烦少寐，寐则梦遗，心悸健忘，腰酸膝软，烦热口干，舌红脉细数。

【使用注意】外感咳嗽、气喘者忌服。

【现代应用】①有抗低温、抗疲劳、耐缺氧、促进皮质激素样作用。②能提高血清干扰素水平，对中枢神经系统有兴奋作用，能改善动物神经系统及性腺功能障碍，使红细胞糖代谢恢复正常，提高血糖及血乳酸的水平。

中军侯黑丸

【来源】《备急千金要方》

【组成】芫花三两　巴豆八分　杏仁五分　桂心　桔梗各四分

【用法】研末，炼蜜为丸，如胡豆大。日服三丸。温水服用。

【功用】宣肺散结，化痰逐饮。

【主治】游饮停结，满闷目暗。

【方解】芫花，辛苦，温，有毒。泻水逐饮，行气通脉，解毒消肿。桂心苦辛补阳，活血。二者相配，通阳散结逐饮。巴豆，辛，热，有毒。入胃、肺、大肠经。峻下寒积，通关窍，逐痰，行水，杀虫，与杏仁相配，温寒逐水。桔梗性平，味苦、辛。宣肺、利咽、祛痰、排脓。众药相配，共奏宣肺散结，化痰逐饮之效。

【临床应用】

1. 使用注意

芫花、巴豆有毒，力峻猛，中病即止，不可久服。

2. 现代应用

慢性支气管炎，支气管哮喘，渗出性胸膜炎，慢性胃炎，心力衰竭。

甘遂通结汤

【来源】《中西医结合治疗急腹症》

【组成】甘遂末0.6～1克冲服　桃仁9克　木香9克　生牛膝9克　川朴15克 赤芍15克　大黄10～24克

【用法】水煎服。

【功用】行气活血，逐水通下。

【主治】关格。用于瘀结型（肠腑湿阻），腹痛腹胀，呕吐，便秘，脘腹胀满，全腹拒按，水走肠间，辘辘有声（肠腔积液多），舌苔腻，脉弦滑。

【方解】甘遂末泻水逐饮，消肿散结，桃仁活血祛瘀，润肠通便，止咳平喘。木香行气止痛，调中导滞，生牛膝补肝肾，强筋骨，逐瘀通经，引血下行。川朴行气消积，燥湿除满，降逆平喘。赤芍清热凉血，散瘀止痛。大黄泻火解毒。众药相配，共奏行气活血，逐水通下之效。

【临床应用】

1. 使用注意

本方药性峻烈，非体壮邪实者禁用。

2. 现代应用

现代常用于治疗早期轻度肠扭转、早期肠套叠、病期长、膨胀明显的单纯性肠梗阻、嵌顿性腹外疝（尚无肠坏死）。

参苓白术散

【来源】《太平惠民和剂局方》

【组成】莲子肉9g　薏苡仁9g　砂仁6g　桔梗6g　白扁豆12g　茯苓15g　人参15g　炙甘草15g　白术15g　山药15g

【用法】水煎服；或作散剂，每服6g，枣汤调下。小儿量岁数酌减。

【功用】益气健脾，渗湿止泻。

【主治】脾虚夹湿证。泄泻便溏，饮食不化，四肢乏力，形体消瘦，面色萎黄，胸脘痞闷，舌淡苔白腻，脉虚缓。

【方解】本方是为脾胃气虚，运化失司，湿浊内生之证而拟。脾虚生湿，湿浊下趋，注于大肠，故泄泻便溏；脾胃虚弱，纳运乏力，故饮食不化；气血乏源，肢体失于濡养，故四肢无力、形体消瘦、面色萎黄。舌淡、苔白腻、脉虚缓等皆为脾虚夹湿之象。治宜益气健脾，渗湿止泻。

方中人参、白术、茯苓益气健脾，共为君药。配伍山药、莲子肉助君药健脾止泻，并用扁豆、薏苡仁助白术、茯苓以健脾助运，渗湿止泻，同为臣药。佐以砂仁化湿醒脾，行气和胃；桔梗开宣肺气，通利水道，并载诸药上行以益肺气；炙甘草益气和中，调和诸药，俱为佐药。大枣煎汤调药，亦助补益脾胃之功。诸药配伍，补中气，助脾运，渗湿浊，行气滞，恢复脾胃受纳与健运之职，则诸症自除。

本方为治疗脾虚夹湿证的代表方。临证亦可用于脾虚痰湿之咳嗽，体现"培土生金"之法。《古今医鉴》所载参苓白术散，较本方多陈皮一味，适用于脾胃气虚兼湿阻气滞者。

配伍特点：以补气健脾为主，祛湿止泻为辅，更籍桔梗载药上行，兼补肺气而为"培土生金"之剂。

【临床应用】

1. 用方要点

除脾胃气虚症状外，兼以泄泻，或咳嗽咯痰色白，舌苔白腻，脉虚缓。

2. 随症加减

若见中焦虚寒而腹痛喜得温按者，加干姜、肉桂等以温中祛寒止痛；若纳差食少者，加炒麦芽、炒山楂、炒神曲等以消食和胃；若咯痰色白量多者，加半夏、陈皮等以燥湿化痰。

3. 现代应用

现代常用于治疗慢性胃肠炎、贫血、肺结核、慢性支气管炎、慢性肾炎、妇女带下量多等属脾虚夹湿者。

宣清化饮汤

【来源】关强生验方［关强生.宣清化饮汤治疗悬饮30例.湖北中医杂志，1986，（3）：33.］

【组成】全瓜蒌 葶苈子 滑石各20克 冬瓜仁 白茅根 苡仁各30克 茯苓15克 柴胡 杏仁 桔梗 枳壳各10克 鲜芦根60克

【用法】水煎服，1日1剂，分3次温服。

【功用】宣肺化饮。

【主治】悬饮病饮停胸胁，肺气不宣者。

【方解】全瓜蒌宽胸理气，葶苈子泻水逐饮，效力峻猛，二者配合理气宽胸逐饮，通调三焦气机，共为君药。滑石、冬瓜仁、白茅根、薏苡仁、茯苓、鲜芦根清热利湿排脓，大量祛湿药使邪气有去路从小便而出。从而去除痰饮的的根源，共为臣药、柴胡、杏仁、桔梗、枳壳宣降肺气，使肺气通畅，恢复肺的宣发肃降功能，从而使肺的通调水道功能得以实施。全方配伍严谨，组方合理，最终使热去、肺宣、饮化。

【临床应用】

1. 随症加减

发热较高者加黄芩，大便干结加大黄，胸痛较重者，可加桃仁、玄胡。

2. 现代应用

结核性胸膜炎，胸膜积液者。

柴枳半夏汤

【来源】《医学入门》

【组成】柴胡10克 干姜5克 半夏10克 黄芩10克 瓜蒌10克 枳壳12克 桔梗12克 赤芍12克 甘草6克 大枣5枚

【用法】水煎服。

【功用】和解清热，宣肺利气，涤痰开结。

【主治】用于悬饮初期出现寒热往来，身热弛张起伏，汗少或汗出热不解。干咳少痰，气急，胸胁刺痛，咳嗽或呼吸转侧加重。口苦咽干、舌苔薄白或薄黄，脉弦数。

【方解】方中柴胡为少阳专药，轻清升散，清透少阳半表之邪，为君药。黄芩苦寒，清泄少阳半里之热，为臣药。配合柴胡，一散一清，共解少阳之邪；瓜蒌理气宽胸化痰，枳壳，桔梗一升一降宣降肺气，条达气机，共为臣药。赤芍活血化瘀，干姜温化痰饮，合瓜蒌加强祛痰开结之效；半夏和胃降逆，散结消痞，共为佐药。大枣、甘草益气扶正以祛邪，共为使药。诸药相合，共凑和解清热，宣肺利气，涤痰开结之效。

【临床应用】

1. 随症加减

如咳逆气急、胁痛加白芥子、桑白皮化痰利肺；胸胁痛剧者加延胡索、川楝子；热盛有汗，咳嗽气粗，去柴胡合麻杏石甘汤清热宣肺化痰。

2. 现代应用

运用柴枳半夏汤加减治疗儿童胃轻瘫综合征、功能性消化不良、溃疡样型功能性消化不良等病。

清热利水方

【来源】姜春华验方［戴克敏．姜春华教授运用麻黄连翘赤小豆汤经验．江苏中医杂志，1987，（9）：20.］

【组成】金银花或蒲公英　连翘　鱼腥草各18克　丹皮　桑白皮　葶苈子桔梗各9克　苡仁12克

【用法】水煎服，一日1剂。

【功用】清热利水。

【主治】悬饮水热互结者。

【方解】金银花、蒲公英、连翘、鱼腥草清热解毒，丹皮清热凉血，桑白皮清热利水、薏苡仁利水渗湿，葶苈子泻肺逐水。共奏清热利水之效。桔梗理气载药上行是为引药。

【临床应用】

小儿急性肾炎。

葶苈三仁汤

【来源】《温病条辨》

【组成】葶苈子9克　连翘9克　杏仁9克　桔梗9克　白芥子9克　法半夏9克　大枣5枚　生姜3片　生甘草3克　芦根15克　薏苡米15克　冬瓜仁15克　瓜蒌仁15克

【用法】水煎服，一日1剂。

【功用】宣肺化痰、化湿逐饮。

【主治】痰饮互结。

【方解】葶苈子泻肺逐水，利水消痰，行皮间水气而消肿，力峻猛，为君药。杏仁、桔梗一宣一降宣畅气机，肺气得宣，通调水道的功能得复。使痰饮的根源，水液的代谢恢复正常。白芥子祛皮里膜外之痰，半夏降气燥湿化痰、瓜蒌仁宽胸理气化痰与杏仁宣肺化痰、桔梗理气化痰五药共为臣药。与君药相合，共奏宣肺化痰之效。冬瓜仁化湿排脓、薏苡仁利水渗湿、芦根清热利水，共为佐药，助君药葶苈子利水化湿。使邪气从小便而去。方中葶苈子入肺泻气，开结利水，使肺气通利，痰水俱下，则喘可平，肿可退；但又恐其性猛力峻，故以大枣、甘草之甘温安中而缓和药力，使驱邪而不伤正。生姜性温，合半夏降气化痰，共为使药。纵观全方集宣肺、化痰、祛湿、扶正为一体，配方严谨，组方合理，临床效果显著，为治疗痰饮互结的有效方剂。

【临床应用】

1. 使用注意

杏仁用量不宜过大，常用量为15g，过量后易出现呼吸困难甚至窒息，死亡。

2. 现代应用

现代常用于治疗渗出性胸膜炎。

葶苈大枣泻肺汤

【来源】《金匮要略》卷上

【组成】葶苈熬令黄色，捣丸，如弹子大　大枣12枚

【用法】先以水3升，煮枣取2升，去枣，纳葶苈煮取1升，顿服。

【功用】宣肺蠲饮。

【主治】肺痈，喘不得卧；肺痈，胸满胀，一身面目浮肿，鼻塞，清涕出，不闻香臭酸辛，咳逆上气，喘鸣迫塞；支饮胸满者；舌苔白腻，脉弦沉。

【方解】方中葶苈子味苦性寒，专入肺经，开泻肺气，具有泻肺行水、下气消痰之功；恐其峻猛伤正，又佐以大枣甘缓安中补正，使泻肺不伤肺气。二味相伍，以收泻肺行水而正气不伤之功。本方总属泄肺之剂，既适用于肺痈未成或将成，又治支饮之饮实气壅者。

配伍特点：方中葶苈子泻肺降逆，利水消痰，行皮间水气而消肿。大枣补益中气，助脾益肺。

【临床应用】

1. 用方要点

常用于唾咳引痛，胸痛较初期减轻，但呼吸困难加重，咳逆气喘急促，不能平卧，或患侧卧位者。

2. 使用注意

若脓成里虚禁用。

3. 现代应用

大叶性肺炎、小叶性肺炎、急性支气管炎、肺脓肿、胸腔积液、肺源性心脏病。

【名家论述】

(1)《千金方衍义》："肺痈已成，吐如米粥，浊垢壅遏清气之道，所以喘不得卧，鼻塞不闻香臭。故用葶苈破水泻肺，大枣护脾通津，乃泻肺而不伤脾之法，保全母气以为向后复长肺叶之根本。然肺胃素虚者，葶苈亦难轻试，不可不慎。

(2)《删补名医方论》：肺痈喘不得卧及水饮攻肺喘急者，方中独用葶苈之苦，先泻肺中之水气，佐大枣恐苦甚伤胃也。

膈下逐瘀汤

【来源】《医林改错》卷上

【组成】灵脂6克（炒）　当归9克　川芎6克　桃仁9克（研泥）　丹皮6克

赤芍6克　乌药6克　玄胡索3克　甘草9克　香附4.5克　红花9克　枳壳4.5克

【用法】水煎服。病轻者少服，病重者多服，病去药止。

【功用】活血祛瘀，行气止痛。

【主治】瘀血内停证。膈下瘀阻气滞，形成痞块，痛处不移，卧则腹坠；肾泻久泻。

【方解】方中当归、川芎、赤芍养血活血，与逐瘀药同用，可使瘀血祛而不伤阴血；丹皮清热凉血，活血化瘀；桃仁、红花、灵脂破血逐瘀，以消积块；配香附、乌药、枳壳、元胡行气止痛；尤其川芎不仅养血活血，更能行血中之气，增强逐瘀之力；甘草调和诸药。全方以逐瘀活血和行气药物居多，使气帅血行，更好发挥其活血逐瘀，破癥消结之力。

【临床应用】

1. 用方要点

瘀在膈下，形成积块；或小儿痞块；或肚腹疼痛，痛处不移；或卧侧腹坠有物者。

2. 现代应用

现代常用于治疗慢性活动性肝炎、血卟啉病、糖尿病、宫外孕、不孕症等属血瘀气滞者。

第八章 鼻　　渊

一、定义

鼻渊亦名脑漏、脑渗、脑崩、控脑砂、脑砂，是指鼻窍时流浊涕，经年累月不止，如淌泉水，甚则涕出腥臭的一种疾病。常伴头额胀痛、鼻塞不利、香臭难辨等症状。多因六淫外袭、胆热上犯、脾经湿热、正气亏虚所致。

二、症状

鼻渊以鼻流浊涕为主症，常伴头痛、鼻塞、不闻香臭。源于外感者，常伴发热恶寒、肢体酸楚等症；涕出浓稠，或由清转浊。尔后表症虽已，而浊涕不止，或流黄水，或如臭脓，或如鱼脑，或杂血水，点点滴滴，长流不尽，遇外感则症状加重，病久正伤，可见头目眩晕、健忘、耳鸣、脑响、神疲气短、虚烦不宁种种虚象。

三、中医分型

1. 实证

（1）热壅肺窍：疏风清热，辛宣利窍。

（2）胆火上干：清胆泻火，化浊通窍。

（3）脾经湿热：清脾化湿，芳香通窍。

2. 虚证

（1）肺气虚寒：益气温肺，散寒通窍。

（2）脾气虚弱：健脾益气，升清降浊。

（3）髓海不充：补肾填精，益脑止涕。

苍耳子散

【来源】《济生方》卷五

【组成】 辛夷仁半两　苍耳子两钱半　香白芷一两　薄荷叶半钱

【用法】 上晒干，为细末，每服两钱，食后用葱、茶清调下，文火煎沸后 10 分钟即可服用。日 1 剂水煎服，儿童剂量酌减，7 剂为 1 疗程。

【功用】 疏风止痛、通利鼻窍。

【主治】 鼻渊，鼻流浊涕不止。原方用于风邪上攻之鼻渊。

【方解】 苍耳子发散风寒，通鼻窍，祛风湿，止痛。辛夷仁，祛风，通窍二者相合增强通鼻窍之功效。白芷祛风止痛，薄荷疏散风热。四药相合疏风止痛、通利鼻窍。

【临床应用】

1. 用方要点

病之初起，邪尚在表，涕黄而量多，间歇或持续鼻塞，嗅觉差，鼻黏膜红肿，全身症见头疼，发热，胸闷，咳嗽，痰多，舌苔白或微黄，脉浮数。

2. 随症加减

有黄脓涕者加金银花、生黄芪。煎药时放茶叶适量，葱白 3 根。

3. 现代应用

临床上急、慢性鼻炎、鼻窦炎及过敏性鼻炎等病，证属风邪所致者均可本方加减治疗。

辛夷散

【来源】《医方集解》

【组成】 辛夷仁　细辛洗去土叶　藁本去芦　升麻　川芎　木通　防风去芦 甘草炙　白芷各2克

【用法】 上为细末。每服 6 克，食后用茶清调服。

【功用】 疏风散寒，畅鼻通窍。

【主治】 用于肺虚，风寒湿邪外袭，鼻内壅塞，涕出不已，气息不通，或不闻香臭。

【方解】 本方适用于风寒袭肺、肺气壅塞所导致鼻窍不通或兼挟头痛者。方中防风、白芷、藁本、辛散风寒、芳香通窍；辛夷散风寒通鼻窍；升麻发表升阳，两药皆能引胃中清阳之气上升，而能轻宣通窍；细辛祛风散寒止痛，辛香通窍；川芎祛风止痛；细茶上清头目；甘草调和诸药。诸药合用，既可疏风散寒，宣发肺气，通窍利鼻，胜湿止痛。

【临床应用】

1. 用方要点

鼻塞，流清涕不止，不闻香臭，头痛。

2. 随方加减

鼻塞甚者，加苍耳子、石菖蒲；恶寒咳嗽者，加荆芥、紫菀、杏仁；头痛甚者，加羌活、荆芥、紫苏叶；上焦热甚者，合凉膈散。

3. 现代应用

肥厚性鼻炎、过敏性鼻炎、鼻窦炎、鼻息肉、鼻塞、头痛、感冒。

丽泽通气汤

【来源】《兰室秘藏》卷上

【组成】 黄芪12克 苍术 羌活 独活 防风 升麻 葛根各9克 炙甘草6克 川椒 白芷各3克

【用法】 上药㕮咀。每服15克，加生姜3片，枣2枚，葱白10厘米，同煎至150毫升，去滓，空腹时温服。

【功用】 益气升阳，祛风散寒。

【主治】 肺气不足，外感风寒，鼻塞不闻香臭。

【方解】 本方治疗的是肺气不足导致卫气不固，肺为娇脏，易受外邪的侵袭，导致肺的宣发功能下降，从而鼻塞不闻香臭。本方黄芪味甘，性微温。能升阳益气，补肺固表，利尿消肿，为补气专药，气足则卫固，卫固则御邪。葛根为阳明经之主药，既能解肌退热，又能鼓舞胃气上升而生津止渴，煨熟能升阳止泻。升麻甘、辛，微寒。发表透疹，解毒，升阳举陷，轻浮上行，辛可升散，寒可清热，能发散肌表风邪，治阳明头痛，又善升脾胃之阳气。与黄芪相配伍使用原因为：黄芪善补脾肺之气，且又有升举阳气之作用；升麻善举脾胃之清阳。二药合用，黄芪得升麻，则升举阳气之力增强；升麻得黄芪，则升阳之中又可补脾胃之气，对二者配伍，既治气虚之本，又可提升下陷之清阳，标本兼顾，使中气得补，升举有力，其证可愈。黄芪，升麻，葛根三药相合则共奏益气升阳之效。苍术辛散性强，燥湿，解郁，辟秽，散寒解表。防风解表以祛风为长，且能散风寒，二者相配则祛风发汗。川椒辛、温。有小毒。入脾、胃、肾经。温中，止痛，杀虫。善散阴寒，温中止痛，暖脾止泻；苍术长于外祛风湿，内燥脾湿，以燥湿运脾为主。二药配用，温中燥湿，使寒湿去、脾胃健运，羌活散寒解肌，祛风化湿，通痹止痛。独活辛、苦，微温。入肾、肝经祛风胜湿止痛。二者性味相同，功效相仿，一治足太阳之游风，一治足少阴之伏风，一治上，一治下，相须相助，用于表里上下，一身尽痛。白芷祛风，燥湿，消肿，止痛。苍术、防风、川椒、羌活、独活、白芷六药相合共奏祛风散寒，祛湿止痛之效。煎煮时加生姜散寒走表、葱白通里散寒，大枣补气血使益气升阳，祛风散寒功效更加显著。

【临床应用】

1. 随症加减

冬月加麻黄（不去节）。

2. 使用注意

服药期间，忌食一切冷物，及风寒凉处坐、卧、行、立。

3. 现代应用

现用于感冒、慢性鼻炎、副鼻窦炎及过敏性鼻炎，属于风寒者。

奇授藿香汤

【来源】《医宗金鉴》卷六十五

【组成】 藿香连枝叶 240 克

【用法】 研为细末，以猪胆汁和丸，如梧桐子大。每服 15 克，食后用苍耳子汤送下，或以黄酒送下。

【功用】 疏风散热，清肝通窍。

【主治】 胆热移脑，复感风寒，致患鼻渊，鼻流黄色浊涕者。

【方解】 藿香味辛；性微温。归肺；脾；胃经。有祛暑解表；化湿和胃的功效。藿香叶偏于发表，藿香梗偏于和中。本方使用藿香连枝叶取其疏风散热之效。苍耳子味辛、苦，性温，有毒。归肺经。具有散风除湿、通窍止痛的功能，为治疗鼻渊要药。猪胆汁清肝火，三药合用疏风散热，清肝通窍，治疗胆热移脑，复感风寒，致患鼻渊，鼻流黄色浊涕者。

【临床应用】

1. 随症加减

头痛者，酌加露蜂房止痛；苔腻者，酌加法夏、陈皮、薏苡仁或苍术健脾燥湿；口苦、急躁易怒者加栀子以助清肝；大便秘结，酌加瓜蒌仁清热通便。

2. 现代应用

用于感冒、慢性鼻炎、副鼻窦炎及过敏性鼻炎等。

取渊汤

【来源】《辨证录》卷三

【组成】辛夷6克　当归30克　柴胡3克　炒栀子9克　玄参30克　贝母3克

【用法】水煎服。

【功用】清胆热，通鼻窍。

【主治】鼻渊。

【方解】辛夷最能入胆，引当归以补脑之气，引玄参以解脑之火；加柴胡、栀子以舒胆中之郁热，则胆不来助火，而自受补气之益也。然不去止鼻中之涕者，清脑中之火、益脑中之气，正所以止之也。盖鼻中原无涕，遏抑上游出涕之源，何必截下流之水乎。

【临床应用】

1. 随症加减

脾虚加党参15g，白术15g；夹湿加藿香10g；夹寒加白芷10g，细辛3g；脓涕多者加桔梗10g，天花粉15g。

2. 现代应用

现用于慢性鼻炎、副鼻窦炎及过敏性鼻炎，属于风热者。

星夏汤

【来源】《杂病源流犀烛》卷二十三

【组成】南星　半夏　苍术　神曲　细辛　白芷　甘草　黄芩酒炒　黄连酒炒

【用法】水煎服，日一剂。

【功用】清热除痰散结。

【主治】鼻渊。鼻痛久不愈，结成息肉，如枣核塞于鼻中，气塞不通。治脾胃湿热积滞，痰浊上乘，鼻息肉窒鼻不通。

【方解】黄芩（酒炒）、黄连（酒炒）、甘草、清热解毒泻火，南星、半夏除痰散结。苍术、神曲、细辛、白芷，温通开窍。

【临床应用】

慢性鼻炎，副鼻窦炎等。

桔葛苍耳煎

【来源】孙固验方［孙固．桔梗苍耳煎治疗鼻渊．上海中医药杂志，1984，（10）：31．］

【组成】桔梗　苍耳子各30克　苡仁　连翘壳各15克　葛根　辛夷　白芷　菊花　茜草各10克　薄荷5克（后下）

【用法】水煎服，日一剂。

【功用】排脓散肿，泻火解毒。

【主治】鼻渊。

【方解】方中桔梗为排脓主药，剂量须用至30克，疗效显著。苍耳子、辛夷历来是治鼻渊要药，苍耳子剂量也须加大，否则效不显。葛根排脓解毒，起消散作用。白芷为阳明引经药，引药上行。苡仁、茜草以增加桔梗排脓之力，连翘壳、薄荷、菊花可疏风散热，以清头目。全方排脓解毒，清火散肿，善治鼻渊。

【临床应用】

1. 使用注意

因对胃黏膜略有刺激，以饭后服为宜。无其他副作用。

2. 现代应用

现用于感冒、慢性鼻炎、副鼻窦炎及过敏性鼻炎。

清肝透顶汤

【来源】《医醇剩义》卷二

【组成】羚羊角1钱5分　夏枯草2钱　石决明8钱　丹皮1钱5分　元参1钱　桔梗1钱　蝉衣1钱5分　桑叶2钱　薄荷1钱　陈橄榄2枚

【用法】水煎服，日一剂。

【功用】清肝泻火,通鼻开窍。

【主治】脑漏。阳邪外烁,肝火内燔,鼻窍半通,时流黄水。

【方解】脑漏者,鼻如渊泉,涓涓流涕。阳邪外铄,肝火内燔,鼻窍半通,时流黄水,此火伤之脑漏也。方中羚羊角,夏枯草,石决明,丹皮,元参清肝火,解热毒。蝉衣,桑叶,薄荷,质轻上浮,疏散风热,通鼻开窍。桔梗引药上浮,肃肺止涕。全方共奏清肝泻火,通鼻开窍之功。

【临床应用】

现用于感冒、慢性鼻炎、副鼻窦炎及过敏性鼻炎。

清鼻补漏汤

【来源】胡源民验方〔胡源民.清鼻补漏汤治疗鼻渊.湖北中医杂志,1985,(2):55.〕

【组成】芦根30克 银花20克 黄芩15克 败酱草12克 党参20克 薏苡仁15克 甘草6克

【用法】水煎服,日一剂。

【功用】清肺化浊。

【主治】鼻渊,脑漏。

【方解】本方芦根能清肺热,中空能理肺气而又味甘多液,更善滋阴养肺;黄芩治肺中湿热,泻肺火;与败酱草,银花,苡仁相配,上能清鼻额塞其漏,下可清肺抽其薪,更能化脓排浊,使肺热无从生附,浊涕无处羁留,再加有补益脾肺之党参和甘草解除邪毒,充实肺气。

【临床应用】

现用于感冒、慢性鼻炎、副鼻窦炎及过敏性鼻炎。

温肺止流丹

【来源】《辨证录》卷三

【组成】诃子3克 甘草3克 桔梗9克 石首鱼脑骨15克(煅过存性,为末)荆芥1.5克 细辛1.5克 人参1.5克

【用法】水煎服。一剂,止流不必再服。

【功用】温肺补气、疏风散寒。

【主治】鼻渊属肺气虚者。肺气虚寒，鼻流不臭清涕，经年不愈。涕稀如蛋清，鼻塞或轻或重，嗅觉减退，鼻黏膜淡红，鼻甲肥大，头晕，形寒肢冷，气短乏力，或有喘咳。舌质淡，舌苔薄白，脉缓。

【方解】本方治疗的是肺气不足导致卫气不固，肺为娇脏，易受外邪的侵袭，导致肺的宣发肃降功能下降，肺的通调水道功能受阻，从而使鼻流不臭清涕，经年不愈。涕稀如蛋清，鼻塞或轻或重，嗅觉减退等症状的出现。石首鱼脑骨为治疗鼻渊要药风寒风温皆可治。是为君药。《疡医大全》中说："或谓石首鱼脑骨古人以治内热之鼻渊，疑石首鱼脑骨为物，何以用治寒证鼻渊耶？恐鼻渊皆属热，而非寒乎？不知鼻渊有寒热二证，而石首鱼脑骨皆兼治之。但热病之涕通于脑，寒证之涕出于肺，所用之药皆入肺，无非温和之味，肺既寒凉，得温和自解，又得石首鱼脑骨，截脑中之路，则脑气不下陷，肺气更闭矣，所以一剂止流也。"诃子苦、酸、涩、平，归肺、大肠经。能敛肺下气止咳。桔梗味苦、辛，性平，归肺经。功效宣肺、利咽、祛痰、排脓。人参性温，大补元气，补脾益肺，三者相合，一敛一宣一补，肺气足不仅使肺的宣发肃降功能得复，还可使卫气固，李可老中医说过;"正气足，则邪气自去。"三药共为臣药。荆芥解表散风，细辛祛风，散寒，行水，开窍。二者相合温肺祛风散寒，共为佐药，甘草补脾益气，祛痰止咳合人参补气驱邪以外，又缓急止痛，调和诸药是为使药。全方宣肺、补肺、敛肺、温肺为一体，配方严谨，组方合理，效果显著，是为治疗鼻渊之佳剂。

【临床应用】

1. 随症加减

体虚病久者加肉桂 10 克，山茱萸、白术各 12 克，鼻咽痒甚者加蝉衣 5 克，咽干声哑者加麦冬 15 克，牛蒡子 10 克，玄参 12 克。

2. 现代应用

现用于感冒、慢性鼻炎、副鼻窦炎及过敏性鼻炎，属于风寒者。

鹅不食草苍耳浸膏

【来源】《辨证录》卷三

【组成】苍耳子 5 克　鹅不食草 5 克

【用法】苍耳子 5 克，用文火焙成深棕色后去壳，碾碎；鹅不食草 5 克碾碎，与苍耳子一同浸泡于 10ml 香油中，浸 1 周后滴鼻，每侧鼻孔 1～2 滴，每日 4～5 次，10 天 1 个疗程。

【功用】宣肺通窍。

【主治】鼻渊。

【方解】鹅不食草，味辛性温，入肺经，通鼻窍，治鼻塞。苍耳子味辛性温，入肺经，宣肺通窍，治鼻渊流涕，风寒头痛；用香油做溶剂，既可润燥，又能长时间保持药效，从而达到宣肺、散风、通窍之功效。

【临床应用】

现用于感冒、慢性鼻炎、副鼻窦炎及过敏性鼻炎，属于风寒者。

第九章　鼻　窒

一、定义

鼻窒是指以长期鼻塞、流涕为特征的慢性鼻病。多因脏腑虚弱，邪滞鼻窍所致，鼻塞可呈交替性、间歇性、持续性，可伴有流涕，头痛，嗅觉下降等症状。

二、症状

以鼻塞为主要症状。鼻塞呈间歇性或交替性。病变较重者，可呈持续性鼻塞，鼻涕不易擤出，久病者可有嗅觉减退。

三、中医分型

（1）肺脾气虚，邪滞鼻窍：补益肺脾，通散鼻窍。
（2）邪毒久留，气滞血瘀：调和气血，行滞化癖。

苍耳子散

【来源】《济生方》卷五

【组成】辛夷仁半两　苍耳子两钱半　香白芷一两　薄荷叶半钱

【用法】上晒干，为细末，每服两钱，食后用葱、茶清调下，文火煎沸后10分钟即可服用。日1剂水煎服，儿童剂量酌减，7剂为1个疗程。

【功用】疏风止痛、通利鼻窍。

【主治】鼻渊，鼻流浊涕不止。原方用于风邪上攻之鼻渊。

【方解】苍耳子发散风寒，通鼻窍，祛风湿，止痛。辛夷仁，祛风，通窍二者相合增强通鼻窍之功效。白芷祛风止痛，薄荷疏散风热。四药相合疏风止痛、通利鼻窍。

【临床应用】

1. 随症加减

有黄脓涕者加金银花、生黄芪。煎药时放茶叶适量，葱白 3 根。

2. 现代应用

临床上急、慢性鼻炎、鼻窦炎及过敏性鼻炎等病，证属风邪所致者均可本方加减治疗。

鼻炎散

【来源】穆氏祖传秘方

【组成】木鳖子　荜茇　麝香　血竭　三奈　白芷

【用法】先把鼻内鼻涕清理干净，再用鼻腔直接吸入鼻炎散，少量即可。

【功用】祛风散寒，通窍理气，消肿止痛，修复鼻腔黏膜病变组织。

【主治】有一定通窍的作用，对浓涕，鼻塞，头痛等症状的治疗效果显著。

【方解】木鳖子苦微甘，温，有毒。有消肿散结，祛毒的功效，治一切诸毒，红肿赤晕不消者。血竭具有活血散瘀，定痛，止血生肌的功效。二者相配活血散结，消肿止痛。

麝香，性辛、温、无毒、味苦。入心、脾、肝经，有开窍、辟秽、通络、散瘀之功能。荜茇性热，味辛。归脾、胃经。温中散寒，下气止痛。三奈气香特异，味辛辣，行气温中，消食，止痛。白芷气芳香，味辛、微苦。有疏散风寒，活血排脓，生肌止痛之效。在这里荜茇、三奈、麝香、白芷相配有祛风散寒、温通开窍之功。六药相配，既疏散风寒，又通窍辟秽，同时又活血散结，标本兼治，为治疗鼻渊的有效方剂。

【现代应用】鼻窦炎、额窦炎下鼻甲肥大、鼻息肉、肥厚性鼻炎、干性鼻炎、萎缩性鼻炎、鼻出血、上颌窦炎、感冒后期鼻塞、嗅觉不灵等各种慢性鼻炎，对鼻腔其他病症也有较好疗效。

第十章 乳 蛾

一、定义

又名喉蛾，发病部位在咽喉两侧的喉核（扁桃体）处，或左或右。其症以喉核肿痛，形似乳头，状如蚕蛾而得名。亦多由外感风热，侵袭于肺，上逆搏结于喉核；或平素过食辛辣炙煿之品，脾胃蕴热，热毒上攻喉核；或温热病后余邪未清，脏腑虚损，虚火上炎等引起。

发一侧喉核肿者，名单乳蛾，病轻；发双侧喉核肿者，名双乳蛾，病重。状如白星，上下相连者，名连珠乳蛾；发病急骤者，名急乳蛾；若蛾如乳头，不甚疼痛，感寒易发，病难愈者，名为石乳蛾。该病四季可发，冬春为主。慢性者长期肿大，缠绵难愈，遇外感即发。

二、症状

根据病因病机及临床征候本病分型主要有：

（1）风热上扰，咽喉不利：发热而微恶风寒，咳嗽痰少，咽部不利，疼痛轻微，二便通调。查之乳蛾赤肿不甚，舌质略红，舌苔薄黄，脉浮数，指纹浮红。治宜清热利咽，如清热利咽汤。

（2）热毒犯咽，痰热互结：发热重或壮热不已，口渴烦躁，咽部堵塞感，疼痛较重，吞咽不适，大便干燥，小便短少，舌红苔黄，脉数有力，指纹红紫。查之乳蛾红肿明显，个别仅见一线空隙。治宜：清热解毒，化痰利咽，如牛蒡甘桔汤。

（3）热毒壅胜，腐肉为脓：壮热气喘，口渴烦躁，咽痛剧烈，水食难咽，咳吞剧痛，大便秘结，小便赤少，舌红苔黄燥，指纹紫瘀而滞。查之乳蛾红肿，上有脓点。治宜清热解毒，通腑利咽。

（4）邪热瘀留，肺胃阴伤：身热已退，咽痛已去，常感咽干不适，似有异物，干咳无痰，大便偏干，舌红苔少，脉细数。查见咽红，乳蛾肿大不剧，或一侧较显，或两侧皆肿。治宜养阴清热，化瘀利咽，如养阴清热汤。

（5）热毒未清，痰瘀互结：低热无汗，咽痛不爽，咳而有痰，喉中痰鸣，时有黏液而不爽，大便偏干，小便热黄，舌红苔黄腻，脉数。查之咽红乳蛾较大，色暗红，可见凹陷点。治宜清热化痰，解毒利咽。

（6）痰瘀互结，咽喉阻滞：咽塞不利，痰咳不顺，不热不痛，大便干燥，小便微黄，舌红苔少，脉细数，指纹红赤。查之乳蛾肿大结节，色淡如枣，触之较硬。治宜降逆去痰，泻肺散结。

（7）寒郁热伏，乳蛾毒发：素体蕴热，咽常不适；兼感风寒，咽痛加剧，恶寒发热，头身疼痛，舌红苔白或腻，脉象浮数而紧。查之见乳蛾红肿，或见脓点。治宜辛温解表，泻热解毒。

【注意事项】

乳蛾在治疗的同时，必需注意饮食禁忌与生活护理。急性期应少食辛辣煎炸之品，多食清淡易消化之物，如水果，疏菜。慢性期应增加营养，少食辛辣刺激之物，并经常检查乳蛾的消退情况。

三黄凉膈散

【来源】《喉科紫珍集》

【组成】川连　栀子　黄柏　黄芩　川芎　赤芍　甘草　薄荷　青皮　陈皮　金银花　花粉　当归　射干　元参各9克

【用法】上药加灯心0.3克，淡竹叶24片为引，水煎服。

【功用】清热解毒，凉膈利咽。

【主治】喉痹、乳蛾、喉风、喉痛等。热毒上攻咽喉，初起咽喉不利，继则红肿疼痛，恶寒发热，心烦口渴者。

【方解】本方证乃脏腑积热，尤以上中二焦为主。热聚心胸，则烦躁，胸膈烦热；热伤津液，故口渴，咽燥；火性上炎，则面红目赤，咽痛吐衄；热扰心神，则睡卧不宁，甚则谵语狂妄，舌红苔黄，脉滑数。治宜清热解毒，凉膈利咽。方中大苦大寒之川连清泻心火，兼泄中焦之火，为君药；黄柏泻下焦之火；黄芩清上焦之火；金银花清热解毒，疏散风热，俱为臣药；射干、天花粉清热生津；润肺化痰；消肿排脓；赤芍、元参清热凉血，滋阴；薄荷、竹叶轻清疏散，清利头目，解上焦之热于上，寓"火郁发之"之意；当归、川芎活血祛瘀；陈皮燥湿化痰；青皮疏肝破气、消积化滞；栀子清泻三焦之火，导热下行，引邪热从小便出，为佐药；甘草调和药性以为使。

【临床应用】

1. 用方要点

本方为热毒上攻头面所致咽喉疼痛常用方。临床以初起咽喉不利，继则红肿疼痛，恶寒发热，心烦口渴为辨证要点。凡邪由表入里，或内有积热，热度积盛所致各种急性咽喉病均可。

2. 随症加减

口干便闭，加大黄；虚人虚火，则不必加大黄；若热甚动风者，加羚羊角粉、钩藤，土牛膝根；小便短赤者，加木通，生地、淡竹叶；咳嗽痰多而稠黄者，加夏枯草、天竹黄、白茯苓；口渴咽干者，加麦冬、鲜芦根；呕吐者，加竹茹，姜半夏、生姜。

3. 现代应用

常用于治疗咽炎、口腔炎、急性扁桃体炎、胆道感染、急性黄疸型肝炎等属上中二焦火毒炽盛者。

4. 使用注意

（1）胃虚湿痰，亡阳作渴，病在表者禁用。

（2）元参反藜芦，勿犯铜铁。

六味汤

【来源】《喉科指掌》

【组成】 荆芥穗 6g　薄荷（要二刀香者妙）6g　僵蚕（炒）3g　桔梗 3g　甘草（生）3g　防风 3g

【用法】 上为末，煎数滚去滓，温好，连连漱下，不可大口一气吃完。如煎不得法，服不得法，则难见效。倘要紧时，用白滚水泡之亦可。

【功用】 疏风和血，通肺益脾。

【主治】 喉科七十二症：如烂乳蛾、风寒蛾、肿烂喉风、缠喉风等因外感风热之邪，外邪壅盛，内传入里，里热上攻咽喉；或素体肺胃热盛，风热之邪引动内热循经上扰咽喉；或感风寒之邪，郁而化热所致咽喉不适。

【方解】 本方是为表邪入里化热，壅遏于肺；甚则热邪上攻头面，气血壅滞，而致口燥咽干，恶寒发热，目眩鼻塞，舌苔薄黄。咽主受纳，通利水谷，胃气之通路，为胃所主；喉主气息出入，肺气之通路，为肺所主。肺主皮毛，胃主肌腠，故肺胃最易受风邪侵袭。风热之邪入侵肺系，多从口鼻而入，直袭咽喉，致局部脉络受阻，肌膜受灼而发病。风寒之邪，先袭皮毛，使腠理闭塞，闭邪于内，肺胃之气壅遏，失于宣畅，郁而化热，热毒循经上逆于咽喉，灼烁咽喉肌膜而为病。无论感受风寒或风热之邪，均宜治以解表疏风散邪。"治上焦如羽，非轻莫举。"故治疗上焦之方药，多为轻扬疏散之品，使药力直达咽喉。方中荆芥轻扬疏散，善散风邪，既散风寒，又疏风热，并能疏散血中之风热；防风散风解表，止痛解痉，寒热通用，二者合用为君。薄荷辛凉发散，善散上焦风热，清头目，利咽喉；僵蚕祛风化痰，散结消肿止痛；二药共为臣药。桔梗辛散苦泻，质轻升浮，善于开宣肺气，解表利咽，祛痰排脓，为佐使之用。生甘草润肺止咳，缓急止痛，缓解药性，调和诸药。诸药合用，具有疏风解表，清热利咽，化痰散结之功。

【临床应用】

1. 用方要点

本方为治疗喉科之证的常用方剂。临床以喉部充血肿痛，闭塞不通，喉喑声哑，或兼有恶寒发热、鼻塞声重等表证为使用要点。

2. 随症加减

喉证初起如症见恶寒加麻黄、羌活、苏叶等；发热重者加银花、连翘、牛蒡子、大青叶等；咳嗽痰黄者加前胡、紫菀、浙贝、瓜蒌皮；咽部红肿甚者加板蓝根、丹皮、赤芍、黄芩；音哑者加蝉衣、石斛、浙贝、百合、花粉；头痛加川芎、白芷、菊花、柴胡等，此外根据病情配合使用吹喉、喷雾等外治法，则疗效更佳。对于兼有表证的外感咳嗽，风寒咳嗽可加麻黄、杏仁、前胡、生姜等品；风热咳嗽可加桑叶、菊花、连翘、浙贝等，燥热咳嗽可配加前胡、石膏、麦冬、知母等。

3. 现代应用

本方现代已由原来专治喉科病证扩大到内科感冒、咳嗽、哮喘、痰饮、失音、儿科肺炎咳喘、麻疹、风疹、急惊风、痄腮诸证。

升阳散火汤

【来源】《脾胃论》

【组成】柴胡15克 防风7.5克 葛根 升麻 羌活 独活 人参 白芍各15克 生甘草6克

【用法】每服五钱,加姜、枣煎。

【功用】散风寒、疏郁火、升清阳。

【主治】肌热表热,四肢发热,骨髓中热等,热如火燎,扪之烙手。

【方解】本方以"火郁发之"为立法宗旨,适用于"血虚及胃虚火郁"所致"热"症。脾胃气弱,不能运化水谷,饮食不化精微,反生湿浊。湿性趋下,流于下焦;阴被湿侵,下焦之气不化,郁闭日久化而为火,便成"阴火";火性炎上,中焦之湿与上冲之火合而为邪。《脾胃论·饮食劳倦所伤始为热中论》曰"然则奈何?惟当以辛甘温之剂,补其中而升其阳,甘寒以揭其火则愈矣。""劳者温之,损者温(益)之"、"温能除大热,大忌苦寒之药损其脾胃,火郁则发之"。方中柴胡清热解表、升阳散火以发少阳之火为君;升麻清热解毒、升举阳气,葛根解肌退热、升阳止泻,二药共用以发阳明之火;羌活、防风祛风止痛以发太阳之火,独活解表祛湿以发少阴之火为臣。上五味皆味薄气轻,为上行之药,升举其阳,使三焦畅通,而火邪皆散;人参、甘草益脾土而泻热,芍药泻脾火而敛阴,且酸敛甘缓,散中有收,不致有损阴气故为佐使。

综上所述,本方运用升散风药,升发脾胃清阳,养元气而泻阴火,以治脾胃气虚发热、升发清阳或升阳除湿。取升散风药辛散升浮之功,以尽升散风药之妙用。

【临床应用】

1. 用方要点

本方为治疗阳虚火郁的代表方。临床应用以发热,微恶寒,口干但不欲饮,五心烦热,神倦乏力,纳差,腹胀,舌质淡体大有齿痕,舌苔黄,脉细数为辨证要点。

2. 随症加减

口舌生疮,伴脐腹时痛,大便干溏不调者,加僵蚕、薄荷、桔梗;恶寒,时烦躁,腰酸困伴水样便与成形便交替出现,并夹有黏液或白沫者,加熟地、桂枝;气虚较甚者,加黄芪、党参;大便溏加地骨皮、土茯苓、山药;中气虚衰,脾失健运者,加黄芪、白蔹、地骨皮。

3. 现代应用

本方现代常用于糖尿病周围神经病变、白细胞减少症属虚证者、原发性三叉神经痛、慢性咽炎、冠心病餐后心绞痛、灼热综合征、顽固性口腔溃疡、小儿过敏性紫癜性肾等。

玄麦甘桔汤

【来源】《金匮要略》

【组成】玄参 6 克　麦冬 6 克　桔梗 3 克　甘草（生）3 克

【用法】水煎服。

【功用】清热滋阴，祛痰利咽。

【主治】热肿喉痹。

【方解】肺胃阴虚、虚火上炎，故见心烦、咽痛、咳嗽痰多，甚则可见咳则胸痛、咳血。方中玄参味苦、咸，性寒，入肺、胃二经，清热解毒，滋阴润燥，善治结热毒痈及咽喉疼痛，是为君药；臣以甘苦之麦冬，入心、肺、胃经以润肺清心、养胃生津；桔梗味苦、辛，性平，入肺经，宣肺祛痰及排脓为佐药；使以甘平之甘草，生用能清热、泻火、解毒。诸药合用，共奏清热解毒，滋阴润燥、排脓祛痰之功。

【临床应用】

1. 用方要点

本方为咽喉部疾病的常用方。临床以咽喉疼痛，吞咽困难，干咳喉痒，声嘶或失音为辨证要点。

2. 随症加减

有表证者，加薄荷、桑叶；热毒炽盛加黄芩、银花、连翘；热实便秘加大黄；咽喉肿痛甚者加山豆根、射干；咳甚加杏仁、百部；声嘶或失音加青果、木蝴蝶；口干咽燥加胖大海、沙参；津枯便秘加郁李仁、生地。

3. 现代应用

本方现代常用于治疗慢性咽炎、咳嗽变异性哮喘、扁桃体炎、小儿喉源性咳嗽、小儿急性扁桃腺炎、急性肌筋膜炎。

金灯山根汤

【来源】《中医痛证诊疗大全》

【组成】挂金灯9克　山豆根9克　白桔梗4.5克　生甘草3克　嫩射干4.5克 牛蒡子9克

【用法】上述诸药水煎，分2次温热服。

【功用】疏风化痰，清热解毒，消肿利咽。

【主治】咽喉红肿，乳蛾，喉痛，喉风，咽痛等病证。

【方解】本方病机为风寒、风热邪毒外侵，使肺气受阻，化热生火，搏结 于喉。方中挂金灯、山豆根清热解毒、利咽消肿，二药合用为君药；牛蒡子、 射干疏风散热、化痰利咽；桔梗宣肺利咽，三药共为臣药；甘草调和诸药亦甘 缓利咽止痛。诸药相合，共奏疏风清热、解毒利咽之功。

【临床应用】

1. 用方要点

本方为治疗风热喉痹、风热乳蛾的常用方。临床应用以发热，口干咽痛， 舌质红，苔黄厚，脉洪大而数为辨证要点。

2. 随症加减

恶寒发热、脉浮数、表邪甚者，加荆芥、薄荷、蝉衣等；但热不寒、里热 甚者，加赤芍、丹皮、知母、金银花等；痰涎多、苔浊腻者，加僵蚕、瓜蒌 皮、地枯萝等；头目晕眩、两目红丝、肝火较旺者，加桑叶、夏枯草、白芍 等；大便干涩不爽者，加瓜蒌仁；大便闭结者，加元明粉；体质阴虚火旺，舌 红少津者，加元参、麦冬、生地等。

3. 现代应用

本方现代常用于急性咽部炎症、急性扁桃体炎、淋巴结炎等属热毒壅盛所 致的咽喉肿痛诸症。

养阴清肺汤

【来源】《重楼玉钥》

【组成】大生地12克　麦冬9克　生甘草3克　薄荷3克　玄参9克　贝母

（去心）5克　丹皮5克　炒白芍5克

【用法】水煎服。

【功用】养阴清肺，解毒利咽。

【主治】白喉之阴虚燥热证。喉间起如白腐，不易拭去，咽喉肿痛，初期或发热，鼻干唇燥，或咳，呼吸有声，似喘非喘，脉数无力或细数。

【方解】方中生地、玄参养阴润燥、清肺解毒为君药；臣以麦冬、白芍助生地、玄参养阴清肺润燥，丹皮助生地、玄参凉血解毒而消痈肿，佐以贝母润肺止咳，清化热痰，薄荷宣肺利咽，使以甘草泻火解毒，调和诸药。共奏养阴清肺解毒之功。

【临床应用】

1. 用方要点

本方为治疗白喉的常用方。临床应用以咽喉肿痛、鼻干唇燥、或咳，脉数无力或细数为辨证要点。

2. 随症加减

肾阴虚者，原方加大熟地或生熟地并用；热甚者加连翘，去白芍；燥甚者加天冬。

3. 现代应用

本方现代常用本方加减治疗扁桃腺炎、咽喉炎属阴虚者。

贴喉异功散

【来源】《北京市中药成方选集》

【组成】斑蝥12克　血竭2克　乳香（炙）2克　没药（炙）2克　玄参（去芦）2克　全蝎2克　牛黄1克　麝香1克　冰片1克

【用法】将药面撒在拔毒膏中间，贴腮下痛处，起泡掀下，将泡挑破。

【功用】清热熄风，利咽消肿。

【主治】咽喉肿痛，喉痹喉风，白喉乳蛾。症见咽喉肿痛，发热，鼻干唇燥，头痛，口干咳嗽，脉弦数。

【方解】本方证乃热邪炽盛，内陷心包，引动肝风所致。热盛伤津，故口渴、咽燥；高热烦躁、咽痛属邪热内闭，肝风内动之侯。方中斑蝥破血消癥，为君药；全蝎熄风散结；血竭去瘀定痛；乳香、没药消肿生肌，四药共为臣药；玄参凉血滋阴、泻火解毒；牛黄清心豁痰，开窍凉肝，熄风解毒；麝香、冰片开窍醒神，活血通经，消肿止痛；三药合用清热开窍，是为佐药。诸药合用，共奏清热熄风、利咽消肿之功。

【临床应用】

1. 用方要点

本方为心经之火上炎，引动肝风所致喉痹喉风，白喉乳蛾常用方。临床以发热、头痛、口干咳嗽、脉弦数为辨证要点。

2. 随症加减

痰多难咳者。加贝母、瓜蒌以润肺化痰；热甚者，加生地以清热凉血。

3. 现代应用

本方现代常用于咽炎、卡他性扁桃体炎等的治疗。

柴桂消蛾汤

【来源】《刘雪堂验案》

【组成】 柴胡10克　桂枝　法夏　射干　紫苏叶　前胡各12克　川芎6克 桔梗6克　葛根12克　甘草5克

【用法】 水煎服。

【功用】 发表散邪，活血化瘀，除痰散结，清利咽喉。

【主治】 寒邪怫郁，营卫痹阻，痰瘀互结证。症见头痛身痛，发热恶寒，咳嗽鼻塞，口苦口渴，喉痛咽干，吞咽困难，苔薄白；或不恶寒，无汗，不咳，口多涎痰，鼻塞多脓涕，脉浮数或滑而有力。

【方解】 本方证主寒邪怫郁，营卫痹阻，痰瘀互结。方中柴胡和解表里，疏肝升阳，桂枝解表散寒，活血化瘀，二者共为君药；紫苏叶，川芎辛温发表以逐少阴、太阴寒邪之内郁，葛根解肌退热，升阳止泻，助柴胡疏少阳、阳明之邪而散热，三者共为臣药；佐以前胡、桔梗、射干化痰利咽；使以甘草泻火解毒，调和诸药。

本方为《伤寒论》半夏汤加减而成，以桂枝、法夏、紫苏叶、川芎之辛温宣布为主，配柴胡、葛根以疏少阳、阳明之邪而散热；射干、桔梗利咽止痛；全方合用，共奏发表散邪，活血化瘀，除痰散结，清利咽喉之功。

【临床应用】

1. 用方要点

本方常用于治疗寒邪怫郁，营卫痹阻，痰瘀互结证，临床以头痛身痛，发热恶寒，咳嗽鼻塞，口苦口渴，喉痛咽干，吞咽困难，脉浮数或滑而有力为辨证要点。

2. 随症加减

寒邪深郁，蕴毒成脓者加金银花、穿山甲、皂角刺；发热恶寒，头痛身痛者，加穿山甲。

3. 现代应用

本方现代常用于慢性扁桃体炎、咽喉炎等。

疏风清热饮

【来源】言庚孚验方

【组成】荆芥 10 克　金银花 10 克　赤芍 10 克　防风 10 克　玄参 10 克　连翘壳 10 克　浙贝母 10 克　桔梗 10 克　天花粉 10 克　黄芩 10 克　牛蒡子 10 克　桑白皮 10 克　甘草 7 克

【用法】第一煎内服，第二煎用纱布滤过，用其液洗眼，每日 3～5 次。

【功用】辛凉透表，清热利咽。

【主治】喉痹初起，咽喉部干燥灼热，微红、微肿、微痛，或仅起红点，吞咽感觉不利，以后红肿逐渐加重，疼痛也相应增剧。

【方解】方中以辛温之荆芥祛风解表，甘寒之金银花既能疏散风热，清热解毒，又可辟秽化浊，透散卫分表邪，共用为君。二药一辛温，一甘寒，配于方中相助而用；牛蒡子疏散风热；宣肺利咽；桑白皮泻肺平喘；连翘清热解毒，消肿散结；贝母清热化痰，开郁散结；俱为臣药；天花粉清热生津，消肿排脓；玄参、赤芍清热凉血，滋阴泻火；黄芩清热燥湿，泻火解毒；防风祛风解表；桔梗开宣肺气，祛痰排脓；俱为佐药；甘草合桔梗止咳利咽，并调和诸药。

【临床应用】

1. 用方要点

本方为外感风热，喉痹初起常用方。临床以恶寒发热，咽喉部干燥灼热，微红、微肿、微痛，或仅起红点，吞咽感觉不利为辨证要点。

2. 随症加减

大便秘结者，加玄明粉、大黄；咳嗽有痰者，加半夏，前胡止咳化痰。

3. 现代应用

本方现代常用于治疗慢性咽炎、扁桃体炎、银屑病、药物性皮炎、摄领疮。

4. 使用注意

（1）肺虚无火力、便多及风寒咳嗽忌服。

（2）阴虚久嗽、气逆及咳血者忌服。

第十一章　喉　痹

一、定义　又名喉闭。指以因外邪侵袭，壅遏肺系，邪滞于咽，或脏腑虚损，咽喉失养，或虚火上灼所致的以咽部红肿疼痛，或干燥、异物感、咽痒不适等为主要临床表现的咽部疾病；或可伴有发热、痛、咳嗽等症状。《脉因证治·喉痹》："夫手少阴君火心主之脉，手少阳相火三焦之脉，二火皆主脉并络于喉，气热则内结，结甚则肿胀，肿胀甚则痹甚，痹甚则不通。"

二、症状　与咽塞、嗌痛不同。喉痹，谓喉中呼吸不通，言语不出，为气道闭塞难通；而咽塞、嗌痛，则为咽不能纳唾与食，系食道闭阻难下。喉痹分：①风热喉痹，其症伴有咽干灼热微痛，舌红苔黄；②风寒喉痹，其症伴有寒热头痛，舌淡苔薄；③温毒喉痹，其症咽痛、项肿；④阴虚喉痹，其症反复发作，喉痒咳嗽，痰稠，颧红，舌无苔，脉细数；⑤格阳喉痹：由无根之火，客于咽喉而成，其症上热下寒，全非火象，六脉微弱。

半夏散及汤

【来源】《伤寒杂病论》

【组成】桂枝去皮　炙甘草　半夏洗，三味各10克

【用法】上三味，分别捣筛已，和匀，每服2～3克，白开水送下，日3次，或以散剂4～6克，水煎，去滓，少少咽之。

【功用】祛风散寒、化痰利咽。

【主治】咽痛、喉痹。

【方解】本方治证多见于风寒客于少阴经脉，并兼痰湿阻络，以致阳气郁闭而不伸者。章虚谷云："少阴之脉，其直者上循喉咙，外邪入里，阳不得伸，郁而化火，上灼咽喉。仍用辛温开达，使邪外解，则内火散，此推本而治之。若见咽痛而投寒凉，则反闭其邪，必致更重，如温病咽痛，脉证不同，治法亦异，此邪之来源，所当辨也。"故此咽喉虽痛，必不红肿。方中桂枝辛温，能发散寒邪、温通血脉、温阳化气、行其水湿，为君药；半夏燥湿运脾、

涤痰开节，为臣药；甘草缓急止痛，是为使药。三药合用，共奏散寒涤痰、开解止痛之功。

【临床应用】

1. 用方要点

本方为治疗少阴咽痛的代表方。临床以咽痛，痰涎清稀，咳吐不利，舌体胖大，舌质淡，苔白润，脉沉细或迟缓为辨证要点。

2. 随症加减

见恶寒、痰多气逆、苔滑者，加白术，枳壳，茯苓；见舌边尖红或苔黄而尚润，加黄连；苔白腻或厚，加厚朴或石菖蒲；伴见口渴，减半夏，加川贝母，麦冬；伴见咽干痒声嘶，加枸杞，玄参；痰黏难咯、异物感明显，加桔梗，郁金。

3. 现代应用

本方现代常用于慢性咽炎及喑哑等证、急性扁桃体炎、急性化脓性扁桃体炎。

4. 使用注意

本方不宜用于咽喉红肿、苔黄厚腻，或咽干舌燥、苔黄干、舌质红少津等湿热盛或伤阴甚等证。

甘桔汤

【来源】《伤寒论》

【组成】 桔梗3克 甘草（生）6克

【用法】 每服2钱，水1盏，煎至7分，去滓，食后温服。

【功用】 发散解表，清热利咽。

【主治】

（1）治少阴咽痛喉痹、肺痈吐脓，干咳无痰，火郁在肺。

（2）心脏发欬，欬则心痛，喉中介介如梗状。

【方解】 方中甘草甘平，解毒泻火而为君；桔梗清肺利膈，又能开提血气，表散寒邪，利咽排脓，为臣药。两药合用治咽痛喉痹，肺痈咳嗽，取其辛苦散寒，甘平除热也。

【临床应用】

1. 用方要点

本方为治疗咽喉痛的基本方。临床以咽部红肿不甚，疼痛较轻，伴见咽干咽痒，甚或呛咳少痰为辨证要点。

2. 随症加减

咳逆，加陈皮；咳嗽，加知母、贝母；咳发渴，加五味子；唾脓血，加紫菀；肺痿，加阿胶；面目肿，加茯苓；呕，加半夏、生姜；少气，加人参、麦门冬；肤痛，加黄芪；目赤，加栀子、黄连；咽痛，加鼠粘子、竹茹；声哑，加半夏、桂枝；疫毒头痛，肿，加鼠粘子、大黄、芒消；胸膈不利，加枳壳；心胸痞，加枳实；不得卧，加栀子；发斑，加防风、荆芥；酒毒，加干姜、陈皮之类。

3. 现代应用

本方现代常用于治疗扁桃体炎、急性喉炎、慢性咽炎、原发性肾小球疾病、小儿急性扁桃腺炎。

吹喉散

【来源】《普济方》

【组成】明矾6克　胆矾2克

【用法】上药研为细末入喉中。

【功用】清热解毒，利咽消肿。

【主治】喉痹，乳蛾，喉风。

【方解】本方所治证乃脾胃蕴热，运化失司，引动肝风，风痰上扰，聚液成脓所致。肝风内动，风痰上扰则眩晕，头痛；痰湿内阻，聚液成脓，治宜解毒收湿。《长沙药解》有云："矾石酸涩燥裂，最收湿气而化瘀腐，善吐下老痰宿饮，缘痰涎凝结，黏滞于上下窍隧之间，牢不可动，矾石收罗而扫荡之""其善治痈疽者，以中气未败，痈疽外发，肉腐脓泄，而新肌生长，自无余事，阳衰土湿，中气颓败，痈疽不能外发，内陷而伤腑脏，是以死也，矾石收脏腑之水湿，土燥而气达，是以愈也。"故方中使用大寒之明矾酸涩收敛而为君；胆矾解毒收湿，祛腐蚀疮，为臣药。二药共用可涌吐痰涎，祛痰开闭，用于中风痰厥、风痰癫狂癫痫症。

【临床应用】

1. 用方要点

本方为治疗痰热咽伤，脓成已溃的常用方。临床以咽痛、咳吐黄痰、舌苔黄腻为辨证要点。

2. 随症加减

眩晕较甚，加胆南星以加强化痰熄风之效；头痛甚者，加川芎，白蒺藜以祛风止痛。

3. 现代应用

本方现代常用于白喉、扁桃体炎、小儿口腔炎等治疗。

4. 使用注意

（1）明矾中含有的铝对人体有害，长期使用可能会引起老年性痴呆症。

（2）胆矾中主要成分为硫酸铜，误服、超量均可引起中毒。

苦酒汤

【来源】《伤寒杂病论》

【组成】 半夏洗，碎如枣核，十四枚5克　鸡子去黄，内上苦酒，着鸡子壳中，一枚

【用法】 上二味，内半夏，著苦酒中，以鸡子壳置刀环中，安火上，令三沸，去滓。少少含咽之。不差，更作三剂。

【功用】 清热涤痰，敛疮消肿。

【主治】 痰热咽伤证。症见咽痛灼热，或言语不利，或五音嘶哑，舌红、苔黄腻，脉数或滑。

【方解】 痰热灼腐于咽，则咽痛，咽中溃烂；痰热灼炼阴津而为痰，则咽中痰阻，或咯吐黄痰；痰热胶结于咽，则咽痛灼热，或语言不利，或声音嘶哑；舌红，苔黄腻，脉数或滑。方中半夏涤痰利咽，降逆散结，宣畅气机，为君药。苦酒泻热利咽，敛疮消肿，为臣药；鸡子清清热滋阴，利咽消肿，为佐药。

【临床应用】

1. 用方要点

本方为痰热咽伤证常用方。临床以咽痛灼热，或语言不利，或声音嘶哑；舌红，苔黄腻，脉数或滑为辨证要点。

2. 随症加减

若咽痛甚者，加薄荷、牛蒡子，以清热利咽止痛；若咽中有痰者，加射干、皂荚，以利咽涤痰等。

3. 现代应用

本方现代常用于治疗急性咽炎，咽部溃疡，口腔溃疡，声带息肉及失音症等。

4. 使用注意

阴虚咽痛证，慎用本方。

金果饮

【来源】《中国药典》

【组成】地黄 120 克　玄参 90 克　西青果 30 克　蝉蜕 45 克　麦冬 90 克　胖大海 30 克　南沙参 90 克　太子参 90 克　陈皮 60 克　薄荷油适量

【用法】水煎煮后得药液加入薄荷油。

【功用】养阴生津，清热利咽，润肺开音。

【主治】喉痹。肺热阴伤所致的咽部红肿、咽痛、口干咽燥，喑哑不利，痰黏不易咳出。

【方解】咽喉乃肺胃之门户，肺胃不足，邪热乘虚犯喉，热灼肌膜，津炼成痰；邪热阻滞气机而致咽干咽痛、干咳、声嘶等，治宜清热解毒，化痰祛瘀。方中太子参、沙参益气养阴，共用为君；麦冬养阴生津，润肺清心；地黄清热凉血、滋阴生津；玄参滋阴润燥；胖大海清肺利咽，俱为臣药；青果、蝉蜕利咽开音；陈皮、薄荷油清热化痰、滋阴开音，俱为佐药。诸药配合，共奏清热解毒、化痰消肿、止痛之效。

【临床应用】

1. 用方要点

本方为肺热阴伤所致喉痹常用方。临床以声音不扬，讲话乏力，咽干而痒，声带黏膜微红，干咳少痰，舌红少苔，脉细数为辨证要点。

2. 随症加减

热甚者，加板蓝根、菊花；中气不足者，加山药、白术；有瘀血者，加丹参、银杏；肺肾阴虚者，加生地、熟地，枸杞。

3. 现代应用

本方现代常用于治疗急、慢性咽喉炎，鼻咽部癌放疗后并发咽干口燥症，颈动脉炎性口干症等病，证属肺阴虚火旺者。

4. 使用注意

（1）忌食辛辣、油腻、厚味食物。

（2）不宜在服药期间同时服用温补性中成药。

（3）不适用于外感风热引起的咽喉痛及声哑者。

桔梗汤

【来源】《伤寒论》

【组成】桔梗3克　甘草6克

【用法】以水300毫升，煮取210毫升，去滓，分二次温服。

【功用】宣肺利咽，清热解毒。

【主治】风邪热毒客于少阴，上攻咽喉，咽痛喉痹，风热郁肺，致成肺痈，咳嗽，胸满振寒，咽干不渴，时出浊沫，气息腥臭，久则吐脓者。

【方解】邪热侵袭于肺而逆乱于上，则咳嗽，气喘；邪热灼伤脉络，则咳脓血，或如米粥；痰热胶结，灼腐脉络，则吐痰腥臭；肺气逆乱，气机不利，则胸中烦满，或疼痛；浊气壅塞于胸，胸中气机不畅，则气喘不得平卧；热伤津液，则舌干，口渴；舌红或绛，苔黄腻，脉数或滑均为肺痈脓热之征。其治当清宣肺气，排脓解毒。方中桔梗宣发肺气，消痰祛痰，解毒排脓故为君药。甘草清热泻火解毒，利咽喉，缓急止痛，是为臣药。

【临床应用】

1. 用方要点

本方既是主治肺痈脓热证的基础方，又是主治痰热咽痛证（咽红，咽肿，咽痛，口干，舌红，苔薄黄，或黄白相兼，脉数或紧）的基础方。

2. 随症加减

若吐脓血者，加苇茎、冬瓜子，以清泻肺热；若热毒盛者，加银花、连翘、鱼腥草，以清热解毒；若瘀血者，加桃仁、赤芍，以活血散瘀等。

3. 现代应用

本方现代常用于急性扁桃体炎、上呼吸道感染，肺脓疡，大叶性肺炎，支气管肺炎、咽神经紧张综合征、急性中耳炎、病毒性心肌炎，心肌缺血等。

4. 使用注意

肺寒证，肺阴虚证，肺气虚证，慎用本方。

猪肤汤

【来源】《伤寒论》

【组成】猪肤1斤

【用法】上以水1斗，煮取5升，去滓，加白蜜1升，白粉5合，熬香，和令相得。分6次温服。

【功用】滋阴润燥，健脾补血。

【主治】肺肾阴亏，虚火上扰之证。症见咽部红肿不甚，疼痛较轻，伴见咽干咽痒，甚或呛咳少痰，或见其他阴虚内热征象等。

【方解】本方主肺肾阴亏，虚火上扰之证。方中猪皮甘凉，含蛋白质、脂肪、角质等，尤以胶汁多，可以滋阴益血，滋润皮肤，故为君药；白蜜甘寒养阴，调脾胃，通三焦，阴液得复则虚火自降，为臣药；佐以白米粉甘缓和中，扶脾止痢。

本汤具有养阴润燥、和中扶脾之功效；凡因阴虚炎浮、脾不健运而引起的咽疼、心烦、下痢者，即可饮用；此外，尚有活血、补血、止血及润肌肤之功效。

【临床应用】

1. 用方要点

本方常用于肺肾阴亏，虚火上扰之证。临床以咽部红肿不甚，疼痛较轻，伴见咽干咽痒，甚或呛咳少痰为辨证要点。

2. 随症加减

阴虚火旺，肺燥津伤者加生地、龟板、黄柏、知母、麦冬；气血亏虚者加人参、大枣、紫河车、龟板胶，气虚甚者加黄芪、白术。

3. 现代应用

本方现代常用于代替阿胶使用，能治疗吐血，妇女血枯、月经不调、再生障碍性贫血、营养不良性贫血、血小板减少性紫癜、脱发白发、肺结核等症。

4. 使用注意

肺胃实热上攻之咽痛者不宜饮服。

银翘散

【来源】《温病条辨》

【组成】 连翘 30 克　银花 30 克　苦桔梗 18 克　薄荷 18 克　竹叶 12 克　生甘草 15 克　荆芥穗 12 克　淡豆豉 15 克　牛蒡子 18 克

【用法】 上杵为散，每服六钱（18 克），鲜苇根汤煎，香气大出，即取服，勿过煮。肺药取轻清，过煮则味厚而入中焦矣。病重者，约二时一服，日三服，夜一服；轻者三时一服，日二服，夜一服，病不解者，作再服。（现代用法：加入芦根适量，水煎服，用量按原方比例酌情增减）。

【功用】 辛凉透表，清热解毒。

【主治】 温病初起，邪郁肺卫证。发热，微恶风寒，无汗或有汗不畅，头痛口渴，咳嗽咽痛，舌尖红，苔薄白或薄黄，脉浮数。

【方解】 温邪自口鼻而入，上犯于肺，肺胃相通，卫气被郁，开合失司，则发热，微恶风寒，无汗或有汗不畅；肺气失宣，肺气不利，则咳嗽，咽痛；温邪伤津，故口渴；舌尖红，苔薄白或微黄，脉浮数，均为温病初起之佐证。本方证之病机为温病初起，邪郁肺卫，治宜辛凉透表，清热解毒。方中重用银花甘寒芳香，清热解毒，辟秽祛浊，连翘苦寒，清热解毒，轻宣透表，共为君药；薄荷辛凉，发汗解肌，除风热而清头目，荆芥、豆豉虽属辛温之品，但温而不燥，与薄荷相配，辛散表邪，共为臣药；牛蒡子、桔梗、甘草宣肺祛痰，解毒利咽，竹叶、芦根甘寒轻清，透热生津，均为佐药；甘草并能调和诸药，以为使。合而用之，共成疏散风热，清热解毒之剂。

【临床应用】

1. 用方要点

《温病条辨》称本方为"辛凉平剂"，是治疗风温初起之风热表证的常用方。临床应用以发热，微恶寒，咽痛，口渴，脉浮数为辨证要点。

2. 随症加减

若胸膈闷者，加藿香、郁金，护膻中；渴甚者，加花粉清热生津；项肿咽痛者，加马勃、玄参清热解毒；衄者，去荆芥、豆豉（因其辛温发散而动血），加白茅根，侧柏炭，栀子炭清热凉血以止衄；咳者，加杏仁，利肺气。二三日病犹在肺，热渐入里，加细生地，麦冬，保津液；再不解，或小便短者，加知母、黄芩、栀子之苦寒，与麦、地之甘寒，合化阴气而治热淫。

3. 现代应用

本方常用于感冒、流行性感冒、上呼吸道感染、肺炎、麻疹、流行性脑膜炎、乙型脑炎、流行性腮腺炎、扁桃体炎、咽炎等辨证属温病初起者。皮肤病如湿疹、风疹、荨麻疹、疮痈、药物性皮炎等亦多用之。

麝香散

【来源】《医学心悟》

【组成】麝香6克　冰片0.9克　黄连3克

【用法】上药共研为末，一日夜吹五六次。

【功用】清热解毒，开窍。

【主治】肺经蕴热，致生喉瘤。生于喉旁，形如圆眼，血丝相裹。

【方解】本方证之病机为热邪蕴肺，痰热内积，肺失清肃。痰热蕴肺，则咳吐大量黄稠痰，或有腥臭味，或带脓血，咳则胸痛，烦渴引饮，舌质红，苔黄，脉滑数。治宜清热解毒。方中以辛香窜散麝香为君，具散热结，开神窍，活血消肿之功；臣以泻火解毒，散热消肿之冰片；黄连凉血消痈，除烦安神，是为佐药。三药合用，清热解毒，消肿定痛之力较强。

【临床应用】

1. 用方要点

本方为肺经蕴热所致喉瘤的常用方。临床以咳吐大量黄稠痰，烦渴引饮，舌质红，苔黄，脉滑数为辨证要点。

2. 随症加减

若兼肠胃湿热者，加黄芩、葛根；心火亢盛者，加栀子，连翘；胃火炽盛者，加天花粉、知母。

3. 现代应用

本方现代常用于治疗急慢性咽炎、扁桃体炎、慢性中耳炎、慢性肾炎。

疏风清热饮

【来源】言庚孚验方

【组成】荆芥10克　金银花10克　赤芍10克　防风10克　玄参10克　连翘壳10克　浙贝母10克　桔梗10克　天花粉10克　黄芩10克　牛蒡子10克　桑白皮10克　甘草3克

【用法】第一煎内服，第二煎用纱布滤过，用其液洗眼，每日3～5次。

【功用】辛凉透表，清热利咽。

【主治】喉痹初起，咽喉部干燥灼热，微红、微肿、微痛，或仅起红点，吞咽感觉不利，以后红肿逐渐加重，疼痛也相应增剧。

【方解】方中以辛温之荆芥祛风解表，甘寒之金银花既能疏散风热，清热解毒，有可辟秽化浊，透散卫分表邪，共用为君。二药一辛温，一甘寒，配于方中相助而用；牛蒡子疏散风热；宣肺利咽；桑白皮泻肺平喘；连翘清热解毒，消肿散结；贝母清热化痰，开郁散结；俱为臣药；天花粉清热生津，消肿排脓；玄参、赤芍清热凉血，滋阴泻火；黄芩清热燥湿，泻火解毒；防风祛风解表；桔梗开宣肺气，祛痰排脓；俱为佐药；甘草合桔梗止咳利咽，并调和诸药。

【临床应用】

1. 用方要点

本方为外感风热，喉痹初起常用方。临床以恶寒发热，咽喉部干燥灼热，微红、微肿、微痛，或仅起红点，吞咽感觉不利为辨证要点。

2. 随症加减

大便秘结者，加玄明粉、大黄；咳嗽有痰者，加半夏，前胡止咳化痰。

3. 现代应用

本方现代常用于治疗慢性咽炎、扁桃体炎、银屑病、药物性皮炎、摄领疮。

4. 使用注意

（1）肺虚无火力、便多及风寒咳嗽忌服。

（2）阴虚久嗽、气逆及咳血者忌服。

第十二章　喉　喑

一、定义

喉喑，指声音不扬，甚或失音的一种病证。《内经》称无音或者喑，如《素问·宣明五气篇》："五邪所乱，……搏阴则为喑"。至明《医学纲目》始有本病名，并与中风失语之"舌喑"加以区别。肺为娇脏，喜清宣肃降而不堪外邪壅塞，喉为肺之系、气机壅遏，则发音不出，谓之金实不鸣，然而久喑为气伤肺肾，声音由气而发，肺病则气虚，气为声音之门户，肾为声音之根本，若肺肾阴亏，气虚不足则发音不出。喉喑有虚实之分，实证者多由风寒、风热痰热犯肺，肺气不宣，邪滞喉窍，声门开合不利而致，即所谓"金实不鸣"、"窍闭而喑"。虚证多由肺肾阴虚、肺脾气虚或血瘀痰凝所致。肺如金钟，若有气阴不足，肺脏虚损，喉窍失养而致声户开合不利，则如钟破而声出不宏，故曰"金破不鸣"。

咽喉病后余邪未清，结聚于喉，致气滞血瘀痰凝，喉咙脉络受损；多言损气，疾呼伤神，气损即滞。气滞后一方面可以生痰，终致痰气相凝，另一方面因气以帅血、血以气行之故，气滞则血瘀。过度发音，耗气伤阴亦致气滞血瘀痰凝，喉咙脉络受损，均可致声带肿胀不消，或形成小结息肉妨碍发音而为喑

【症状】根据病因病机及临床征候本病分型主要有：

（1）外邪闭肺：如为风热侵袭，病初起，喉内不适，干痒而咳，音低而粗，声出不利；或喉内有灼热疼痛感，症状逐渐加重，声嘶，甚则语音难出，喉痛增剧，吞咽困难，初期兼有表证，邪热传里，可有里证出现；如为风寒外犯，则卒然声音不扬，甚则嘶哑，或兼有咽喉微痛，吞咽不利，咽喉痒，咳嗽不爽，鼻塞、流清涕，发热恶寒，头痛，无汗，舌苔薄白，脉浮紧。

（2）肺脾气虚：声嘶日久，劳则加重，上午明显，语音低微，讲话费力，少气懒言，倦怠乏力，纳呆便溏，唇舌淡红，舌质胖，苔白，脉虚弱。

（3）肺肾阴虚：声音低沉费力，讲话不能持久，甚则嘶哑，每因劳累、多讲话后症状加重，干咳少痰，颧红唇赤，头晕耳鸣，虚烦少寐，腰膝酸软，

手足心热，舌红、少苔、脉细数。

（4）气滞血瘀痰凝：声嘶较重，讲话费力，喉内不适，有异物感，时常清嗓，胸闷，还可有肺肾阴虚或肺脾气虚症状。

三拗汤

【来源】《太平惠民和剂局方》

【组成】麻黄不去根节　杏仁不去皮尖　甘草（不炙）各30克

【用法】上为粗末，每服五钱（15克），水一盏半，姜五片，同煎至一盏，去滓，通口服。以衣被盖覆睡，取微汗为度。

【功用】宣肺解表，止咳平喘。

【主治】外感风寒，肺气不宣证，症见鼻塞声重，语言不出，或伤风受寒，头痛目眩，四肢拘急，咳嗽痰多，胸闷气促，无汗，口不渴，苔白，脉浮。

【方解】本方用麻黄发汗散寒，宣肺平喘，其不去根节，为发中有收，使不过于汗，为君药；用杏仁宣降肺气，止咳化痰，以不去皮尖，为散中有涩，使不过于宣，为臣药；甘草不炙，乃取其清热解毒，协同麻、杏利气祛痰。三药相配，共奏疏风宣肺，止咳平喘之功。

【临床应用】

（1）"三拗"，指所用三药皆违常法而用，麻黄不去根节，杏仁不去皮尖，甘草不炙而生用。本方从《伤寒论》麻黄杏仁甘草石膏汤去石膏而来，原方遵古炮制，麻黄当切断去根节，杏仁当煮后去外皮和尖，甘草用蜜炙。本方与古法相悖而行，故名"三拗汤"，主要取其发汗、平喘力著之义。

（2）《证治准绳·幼科》又有一方，名五拗汤，即本方加荆芥不去梗，桔梗蜜拌炒，治感受风寒，及形寒肢冷，痰嗽咳连声者。

【使用注意】风热表证及气阴不足者，不宜使用。

加味天龙饮

【来源】《千金翼方》

【组成】天名精　龙须草　龙葵　石龙芮　白英　枸杞子　生地　熟地

白芍　党参各9克

【用法】水煎煮。

【功用】养阴益气，清热散结。

【主治】喉喑。症见咽干，语低嘶哑，苔薄白，脉细微。

【方解】本方证机主要因脾胃升降失司，阳毒内陷阴分而导致肺肾阴虚，痰火燥结，咽喉不利。治当徐徐频予，不期速效，切不可骤用寒凉，峻用苦寒。方中天名精活血化瘀，龙葵清热活血，白英除湿祛风，凉血解毒，三药合用清热散结，用于咽喉肿痛，为君药；石龙芮补阴润燥，逐诸风，又能下瘀血，消结核；龙须草主瘿结热气，利小便为臣药；佐以白芍、枸杞子、生地、熟地、党参以养阴益气。

【临床应用】

1. 用方要点

本方为肺肾阴虚，痰火燥结所致喉喑的常用方。临床以见咽干，语低嘶哑，气短，神疲乏力，形寒肢冷，舌质淡苔薄白，脉细为辨证要点。

2. 随症加减

阴阳两虚，阳虚为主加附块、当归、干姜、甘草、陈皮；气阴两虚，阴虚为主加山黄肉、茯苓、柴胡、升麻。

3. 现代应用

本方现代常用于治疗声带息肉、声带小结等。

麻黄附子细辛汤

【来源】《伤寒论》

【组成】麻黄（去节）6克　细辛6克　附子（炮，去皮）6克

【用法】上三味，以水一斗，先煮麻黄，减二升，去上沫，内诸药，煮取三升，去渣。温服一升，日三服（现代用法：水煎温服）。

【功用】温经解表。

【主治】

（1）暴哑。突发声音嘶哑，甚则失音不语，或咽喉疼痛，恶寒发热，神疲欲寐，舌淡苔白，脉沉无力。

（2）素体阳虚，外感风寒证。发热，恶寒较甚，虽厚衣重被，其寒不解，

神疲欲寐，脉沉微。

【方解】本方原为素体阳虚，外感风寒，所谓太少两感证而设。阳气素弱，多有内寒相兼；复感风寒，病位也较深，且阳弱而无力鼓邪外出。治宜助阳扶正与解表散寒兼顾，以祛邪不伤正。方中辛温之麻黄为君，开泄皮毛，发散风寒；臣以辛热之附子，补肾助阳，温经逐寒；此君臣相伍，内外兼顾，为助阳解表常用组合。佐以细辛，既外助麻黄解表，又内助附子温里，通彻表里。三味相合，有温里助阳、发汗解表之功。

本方配伍特点：解表药与助阳药相配，以表里同治，宣肺药与温肾药相伍，以上下同治。

【临床应用】

1. 用方要点

本方既是主治少阴阳虚，外感风寒的代表方、基础方，又是治疗大寒犯肺肾所致咽痛声哑的常用方。临床应用以恶寒发热寒甚，发热轻，神疲欲寐，脉沉为辨证要点，若少阴阳虚而见下利清谷，四肢逆冷脉微欲绝等症，则按张仲景"先温其里，乃攻其表"的原则，以避免误发其汗，而致亡阳危候。

2. 随症加减

①肺系疾病：感冒属于阳虚感寒见发热、肢冷神疲，加桂枝、黄芪、炙甘草；支气管炎属风寒阻肺见咳喘苔白，加杏仁、紫菀、制百部，寒饮聚肺见咳唾稀痰、背冷加干姜、半夏、五味子；急慢性风疹属于风寒郁滞见皮疹色淡、遇冷痒重，加荆芥、防风、川芎。②心系疾病：病态窦房结综合征或窦性心动过缓属于少阴阳虚见胸闷心悸、脉迟，加瓜蒌、制薤白、三七（痰瘀阻滞），或人参、桂枝、当归（气血不足），或补骨脂、仙灵脾、菟丝子（肾阳虚甚）；房室传导阻滞属于阴阳两虚见心悸气短、脉结代，加人参、麦冬、五味子。③肾系疾病：肾炎早期属于肺肾气化受阻见咳嗽、水肿尿少，加桑皮、茯苓皮、生姜皮、车前子；慢性肾炎属于肾阳虚衰见水肿、腰痛畏冷，减麻黄量，加熟地、菟丝子、怀牛膝、泽泻；阳痿属肾虚寒滞见小腹不温、神疲脉弱，加苁蓉、巴戟天、仙灵脾、炒乌药。④关节类疾病：风湿性关节炎属于肝肾虚寒见腰脊冷痛，加熟地、巴戟天、肉桂；胯膝疼痛，加杜仲、牛膝、威灵仙；肩肘疼痛加姜黄、当归、羌活；肿瘤骨转移属寒痰瘀结见骨痛剧烈，或伴麻木，加制南星、露蜂房、威灵仙、白芥子。⑤头面口齿病：急性咽炎属于寒客少阴见喉痛失音、舌苔白润，加射干、制半夏、桔梗；慢性咽炎属于寒痰内阻见咯痰

不爽，舌苔白腻，加半夏、陈皮、苏叶；过敏性鼻炎属寒阻肺窍见鼻塞不通、清涕量多，加辛夷、制苍耳子、鱼脑石；血管或神经性头痛属寒客经脉见头痛剧烈，遇冷加重，加白芷、川芎、制地龙；面神经麻痹属风寒滞络见局部麻木、畏风怕冷，减麻黄量，加全虫、乌梢蛇、天麻；牙痛或口腔溃疡属于寒凝郁火加石膏、栀子、肉桂，或黄连、丹皮、木蝴蝶。

3. 现代应用

本方现代较多用于感冒、流行性感冒、支气管炎、急性肾炎早期、慢性肾炎水肿、血管神经性水肿、风湿性关节炎、三叉神经痛、过敏性鼻炎、荨麻疹、喉炎等病，其中有些病证已不限于中医阳虚外感证。

4. 使用注意

本方运用当以"阳虚寒滞"见畏寒形冷、舌淡或胖、苔白润、脉迟缓为辨证要点。阴虚内热者本方禁用，亡阳危急之候也不宜使用。使用中注意方中炮附子须先煎半小时，细辛用量 3～10 克，治疗痛证时可重用。

方剂索引

二　画

二陈汤　2，28

二母散　59

七味都气丸　29，87

十枣汤　85

三　画

三子养亲汤　3，29

三黄凉膈散　108

三拗汤　47，129

大补阴丸　3

小青龙汤　17，30

大青龙汤　31

四　画

六君子汤　4，32

六味汤　109

止嗽散　5

丹青饮　6

五磨饮子　33

月华丸　50

中军侯黑丸　88

升阳散火汤　110

五　画

半夏厚朴汤　22

半夏散及汤　118

生姜甘草汤　60

甘草汤　60

甘草干姜汤　61

甘遂通结汤　89

甘桔汤　119

白虎汤　62

白虎加人参汤　63

加味桔梗汤　73

加味天龙饮　129

玄麦甘桔汤　112

加味百花膏　57

六　画

百合固金汤　7，52，71

百部煎　8

地仙散　52

安肺汤　63

如金解毒散　74

竹叶石膏汤　72

血府逐瘀汤　74

七　画

沙参麦冬汤　9

沙参清肺汤　76

杏苏散　9

冷哮丸　19

补天大造丸　51

补肺汤　77

苇茎汤　75

苇茎芩草汤　83

苍耳子散　96，105

辛夷散　97

丽泽通气汤　98

吹喉散　120

麦门冬汤　64

苏子降气汤　48

八　画

泻白散　10，37

苓桂术甘汤　11

河车固本丸　19

河车大造丸　39

参苏温肺汤　20

参苏饮　36

参苓白术散　89

泻肺丸　20

定喘汤　21，35

金匮肾气丸　38

金灯山根汤　113

金果饮　122

金水六君煎　69

炙甘草汤　65

肺痈汤　78

奇授藿香汤　99

取渊汤　100

苦酒汤　121

九　画

保真汤　53

复方鱼桔汤　77

宣清化饮汤　91

星夏汤　100

养阴清肺汤　113

贴喉异功散　114

十　画

消风宁嗽散　7

真武汤　12，41

桑菊饮　12，39

桑杏汤　13，40

桑白皮汤　79

射干麻黄汤　23，34

桂枝加厚朴杏子汤　42

调元百补膏　54

秦艽鳖甲散　55

桔梗汤　79，123

柴枳半夏汤　91

柴桂消蛾汤　115

桔葛苍耳煎　101

十一画

麻黄汤　42

麻杏石甘汤　14，44

麻黄附子细辛汤　130

清金化痰汤　15，24

清金丹　24

清金甘橘汤　55

清燥救肺汤　47，66

清骨散　67

清金益气汤　68

清热利水方　92

清肝透顶汤　101

清鼻补漏汤　102

控涎丹　25

黄昏汤　80

黄连阿胶汤　70

银翘散　80，125

猪肤汤　124

十二画

紫金丹　26

紫河车丹　56

紫菀散　68

葶苈大枣泻肺汤　45，93，82

葶苈三仁汤　93

温肺止流丹　102

鹅不食草苍耳浸膏　103

犀黄丸　82

疏风清热饮　116，126

越婢加半夏汤　45

十三画

新定拯阴理劳汤　57

十四画

膈下逐瘀汤　94

鼻炎散　106

十六画

薏苡仁散　69

十七画

黛蛤散　16，46

二十一画

麝香散　126